Von Sabine Standenat ist bei Knaur außerdem erschienen:
Lerne, dich selbst zu lieben, dann liebt dich das Leben

Über die Autorin:
Sabine Standenat ist klinische Psychologin in Wien. Sie arbeitet außerdem als freie Journalistin und hält Vorträge zu psychologischen Themen.

SABINE STANDENAT

Wie Heilung geschieht

Unerklärliche Fälle
Berühmte Heiler
Überraschende Erkenntnisse

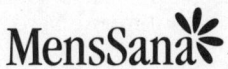

Besuchen Sie uns im Internet: www.droemer-knaur.de
Alle Titel aus dem Bereich MensSana finden Sie im Internet unter
www.mens-sana.de

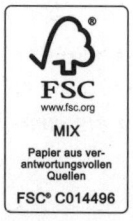

Originalausgabe Dezember 2010
Copyright © 2010 Knaur Taschenbuch.
Ein Unternehmen der Droemerschen Verlagsanstalt
Th. Knaur Nachf. GmbH & Co. KG, München
Alle Rechte vorbehalten. Das Werk darf – auch teilweise –
nur mit Genehmigung des Verlags wiedergegeben werden.
Redaktion: Judith Mark
Umschlaggestaltung: ZERO Werbeagentur, München
Umschlagabbildung: FinePic®, München
Satz: Adobe InDesign im Verlag
Druck und Bindung: GGP Media GmbH, Pößneck
Printed in Germany
ISBN 978-3-426-87492-9

2   4   5   3

Ich widme dieses Buch meiner Hündin Gioia,
der besten Lehrerin für bedingungslose Liebe.
Das kleine Monster will nicht mit mir schmusen,
und das ist das Ärgste, was sie mir antun kann.
Es ist nicht einfach, sie auch dann liebzuhaben,
wenn sie bei ohnedies schon sparsam dosierten Zärt-
lichkeiten indigniert den Platz wechselt. Aber genau
das hat sie mir beigebracht – sie auch dann zu lieben.
Damit hat sie mehr zu meinem Heilungsweg
beigetragen als viele Therapien.

Licht sein

*Unsere tiefste Angst ist nicht, dass wir einer Sache nicht
gewachsen sind.*
Unsere tiefste Angst ist, dass wir unermesslich mächtig sind.
Es ist unser Licht, das wir fürchten, nicht unsere Dunkelheit.
*Wir fragen uns: Wer bin ich eigentlich, dass ich es wage,
leuchtend, hinreißend, begnadet, talentiert und fabelhaft zu
sein?*
Wer bist du denn, dass du das nicht sein darfst?
*Du darfst leuchtend, hinreißend, begnadet und phantastisch
sein. Ja, du bist es!*
Du bist Licht!
Du bist ein Kind Gottes.
Wenn du dich klein machst, dient das nicht der Welt.
*Es hat nichts mit Erleuchtung zu tun, wenn du dich einkrin-
gelst, damit andere um dich herum sich nicht verunsichert
fühlen. Es nützt der Welt nicht, wenn du dein Licht unter
den Scheffel stellst. Du wurdest geboren, um die Herrlichkeit
Gottes zum Leuchten zu bringen, die in uns ist, was auch
immer du für eine Vorstellung von Gott haben magst. Sie ist
nicht nur in einigen von uns. Sie ist in jedem Menschen.
Und wenn wir unser Licht erstrahlen lassen, geben wir
unbewusst den anderen Menschen die Erlaubnis, dasselbe zu
tun.*
*Wenn wir uns von unserer Angst befreit haben, wird unsere
Gegenwart ohne unser Zutun andere befreien.*

Nelson Mandela
(Auszug aus seiner Antrittsrede 1994 als Präsident von Südafrika)

Inhalt

Vorwort

Herzlich willkommen – ich freue mich, dass Sie und ich uns in diesem Buch treffen!

Das Thema »Heilung« hat mich aufgrund meiner eigenen Erkrankungen schon immer zutiefst fasziniert, und ich bin froh, dass ich diese Faszination nun mit Ihnen teilen kann.

Abgesehen von einigen sehr unguten Momenten, die ich wegen des bedrohlich näher rückenden Abgabetermins hatte, war ich nie glücklicher als in der Zeit, in der ich dieses Buch schrieb. Ich tauchte ein in das Leben von Pater Pio und in das seines spirituellen Sohnes, dem Heiler Rolf Drevermann, verfolgte den turbulenten Weg von Bruno Gröning, ließ mich von Georg Rieder, dem »Mann mit dem Röntgenblick«, verzaubern und ging auf den Spuren des »Wunderheilers von Tirol«, Dr. Leonhard Hochenegg und seiner Söhne. Ich genoss die spektakuläre Heilungsgeschichte von Clemens Kuby, einst ein »Kandidat« für ein Leben im Rollstuhl, und war tief beeindruckt von den »Selbstheilern«, die seine Methode anwenden. Unglaublich berührt von den Heilungsgeschichten aus Lourdes und Medjugorje, besuchte ich diese Orte und ließ sie auf mich wirken.

Schließlich stand ich staunend vor der »Quantenheilung«, und der Begriff »unmöglich« rückte immer weiter in die Ferne. Quantenphysik, Biologie, Gehirnforschung, Genetik *und* immer mehr Ärzte bestätigen, was die Mystik schon seit Jahrtausenden sagt – wir gestalten mit Gedanken, Gefühlen und unter der Regie der Seele unser Leben. Diese Erkenntnisse geben uns noch großartigere Werkzeuge für die eigene Heilung in die Hand, weil sie einen Glauben sozusagen »absichern«.

Wer oder was heilt?

Ich verstehe, wie wichtig Ihnen diese Frage ist, und ich bin ihr nachgegangen. Aber setzen Sie sich mit dem, was Sie in diesem Buch erfahren werden, nicht unter Druck und finden Sie Ihren eigenen Weg. Wenn Sie der markante Blick von Bruno Gröning in seinen Bann zieht – gut. Wenn Sie am meisten das Wirken von Dr. Leonhard Hochenegg und seinen Söhnen beeindruckt – vollkommen in Ordnung. Fasziniert Sie der Gedanke, sich selbst heilen zu können – auf zu Clemens Kuby oder zu den »Quantenheilern«. Wenn Sie das Gefühl haben, dass Pater Pio Ihnen helfen kann, dann nehmen Sie »Kontakt« auf. Oder besuchen Sie Georg Rieder, wenn Sie einen »Zustandsbericht« über das Innere Ihres Körpers möchten.

Es zieht Sie nach Lourdes, Medjugorje, Fatima oder an einen anderen Wallfahrtsort – packen Sie Ihren Koffer und auf geht's. Und schließlich und endlich können Sie mit Gott – wie auch immer Sie ihn verstehen – auch Ihre eigenen Gespräche führen. Ohne Vermittlung, ohne weite Reise irgendwohin und zu jedem beliebigen Zeitpunkt.

Kein Weg ist falsch, keiner besser als der andere. Spüren Sie einfach: Was fühlt sich gut an? Sie können sich der göttlichen Heilkraft öffnen, sich als reines Bewusstsein in die andere Quantenrealität begeben, die Hände eines Heilers auf Ihrem Körper oder in Ihrer Aura fühlen, Kontakt mit den Selbstheilungskräften aufnehmen oder die Hilfe von Maria,

Engeln oder Heiligen erbitten. Oder auch alles zusammen. Gehen Sie, wohin Ihre Überzeugungen Sie führen. Und ändern Sie diese, wenn Ihr Leben die meiste Zeit von Leid erfüllt ist. So viele Möglichkeiten, so vielfältige Perspektiven – gibt es da noch Platz für Hoffnungslosigkeit und Verzweiflung?

Möglicherweise sind manche Geschichten aus vergangenen Zeiten nicht in allen Details genau überliefert oder auch mit Legenden durchwoben. Aber die wundersamen Berichte der Menschen, die seelische und/oder körperliche Heilung erlebten, sind wahr und überprüft. Freuen Sie sich also über die Begegnung mit diesen »Wundern«, den Blick in eine andere Dimension des Lebens und die tröstliche Gegenwart einer Kraft, die Sie nennen können, wie immer Sie möchten. Ich nenne sie Liebe. Die Liebe ist das, was immer ist – hinter allen Herausforderungen, denen ein Mensch gegenübersteht kann. Eine dieser Herausforderungen ist Krankheit. Die Botschaft ist immer die gleiche:

»Öffne dein Herz, das sich einmal vor Schmerz verschlossen hat, wieder für die Liebe. Irgendwann kannst du ohnedies nicht anders, denn du *bist* Liebe. Dann frage dich in jeder Situation: Was würde ich tun, wenn mir das schon bewusst wäre? Wie würde die Liebe in diesem Fall handeln? Das betrifft auch den Umgang mit dir selbst.«

Vielleicht werden Sie körperlich geheilt, vielleicht auch nicht. Aber wirkliche Heilung – egal wovon – haben Sie erfahren, wenn Sie keine Angst mehr haben. Denn dann wissen Sie, dass Ihnen nichts geschehen kann, was immer auch geschieht. Also gehen Sie los und leben Sie, wie Sie wünschen werden, gelebt zu haben, wenn Sie sterben.

Auf diesem Weg möchte ich Sie gerne ein Stück weit begleiten.

Herzlich
Sabine Standenat

Meine Geschichte

Ich erzähle meine Geschichte, damit Sie besser verstehen, warum das Thema »Heilung« für mich schon früh eine große Anziehungskraft besaß. Den längeren Teil meines Lebens litt ich aufgrund eines Unfalls und der dadurch verursachten starken Panikstörung unter so vielen Beschwerden, dass ich nur einen Wunsch hatte: vollkommen gesund zu sein. Im Gegensatz zu einer Krankheit, die einen Anfang und ein Ende hat, gab es bei mir keine Zeit, zu der ich Ruhe fand, und auch keinen Ort, an dem das möglich war. Wenn andere sich im Urlaub erholten, war ein Aufenthalt fern von den gewohnten »Sicherheiten« für mich die Quelle von noch mehr Stress. Das Wochenende war davon genauso beeinträchtigt wie die Tage unter der Woche. Es ging mir sehr schlecht, und das über Jahrzehnte.

Ich habe eine liebe Freundin, die an Krebs erkrankt ist und unglaublich tapfer mit vielen Beeinträchtigungen lebt. Sie sagte einmal zu mir: »Bitte sei nicht böse, dass ich das sage, aber ich möchte nicht mit dir tauschen.«

Ich war 16, als das Motorrad, auf dem ich als Beifahrerin saß, frontal gegen ein Auto stieß. Mit dem Kopf voran wurde ich durch die Luft geschleudert und schlug mehrmals auf dem Boden auf. Noch heute höre ich jene Stimme in mir, die schrie: »Nicht mehr, bitte nicht mehr!« Schließlich blieb ich mit einer Gehirnquetschung und mehreren Knochenbrüchen auf der Straße liegen. Nach einem längeren Krankenhausaufenthalt wollte ich langsam mein gewohntes Leben als junges

Mädchen wieder aufnehmen. Aber das war nicht möglich. Kurz nachdem ich wieder zur Schule ging, wurde ich in der Physikstunde ohnmächtig. Ich weiß noch, wie ich aus der Bank zu Boden glitt und völlig verwirrt dachte: »Was geschieht mit mir?«

Ab diesem Zeitpunkt fiel ich häufig in Ohnmacht, hatte starke Kopfschmerzen und fühlte mich schwindlig und schwach. Die Ärzte rieten zur Schonung, konnten mir aber nicht helfen. Wenn ich heute an diese Zeit zurückdenke, sehe ich mich immer wieder irgendwo auf der Erde liegen. Menschen stehen um mich herum und starren mich an. Manchmal kam auch der Notarzt, weil ich keine Luft bekam, mir furchtbar übel war oder ich mich nicht auf den Beinen halten konnte.

Mit der Zeit begann ich mich vor diesen Zuständen zu fürchten, und so entstand zusätzlich zu den Unfallfolgen die Panikstörung. Heute ist das eine klare Diagnose, aber Anfang der siebziger Jahre des letzten Jahrhunderts war dieses Beschwerdebild noch weitgehend unbekannt.

Meinen Alltag gab es nun in der bisher gewohnten Form nicht mehr. Lange Zeit sorgte mein belasteter psychischer und körperlicher Zustand dafür, dass ich dem »normalen« Leben der anderen nur von ferne zusehen konnte. Durch die heftigen Panikattacken mit ihren vielfältigen körperlichen Begleiterscheinungen hatte der Begriff »Sicherheit« für mich aufgehört zu existieren. Ich litt nicht nur an plötzlich auftretenden Angstanfällen, sondern auch an chronischen Nacken- und Rückenschmerzen, die immer wieder heftige Migräneanfälle zur Folge hatten, extrem juckenden Hautausschlägen am ganzen Körper, Schlaflosigkeit, Brechreizattacken, Drehschwindelzuständen, Schwäche- und Zitteranfällen, einem »Kloßgefühl« im Hals, das mir das Schlucken fast unmöglich machte, Beklemmungszuständen mit Atemnot und starken

Depressionen. Außerdem machten mir sowohl enge Räume als auch weite Plätze zu schaffen. Es gab keine Aktivität, bei der ich nicht bereits vorher fieberhaft überlegte, ob ich sie ohne gröberes Missempfinden durchstehen würde. »Daneben« lebte ich mein Leben. Ich nahm verschiedene Jobs an, in denen ich nie lange bleiben konnte, studierte und ging Beziehungen ein, die mehr schlecht als recht waren.

Massive Probleme hatte ich auch mit meiner leistungsorientierten Familie. Sie betrachtete mich wegen meiner Schwierigkeiten als schwarzes Schaf, das sie irgendwie mitschleppen musste. Mutter, Vater und Bruder waren Schulmediziner, die mit einem Häufchen Elend an Tochter und Schwester absolut nichts anfangen konnten.

Manchmal war das Leben für mich so unüberwindbar schwer, dass ich vollkommen verzweifelte. Dann stand ich in schlaflosen Nächten weinend am Fenster und dachte, dass es besser wäre, tot zu sein. Allerdings hatte ich auch vor dem Sterben Angst, und damit stellte ein Selbstmord keine wirkliche Alternative dar. So war ich gefangen in einem Leben, dem ich mich hilflos ausgeliefert fühlte – eine Außenseiterin, eine Versagerin, ein Niemand, der anderen zur Last fiel.

Von den Ärzten war ich als »austherapiert« entlassen worden und verschiedene Vertreter der komplementären Medizin zuckten auch nur mit der Schulter. Ich litt extrem, aber die Umwelt verstand einfach nicht, was da vor sich ging. Ich konnte das begreifen, denn ich verstand es ja selber nicht. Manchmal wünschte ich mir fast eine »echte« Krankheit, damit ich zumindest nicht mehr abgewertet oder belächelt würde.

Ohne wirkliche Hilfe von außen und durch das Unverständnis der anderen wurde ich immer wieder auf mich selbst zurückgeworfen. Ich *musste* weitermachen und darauf achten, dass sich mein Herz nicht vor Hoffnungslosigkeit und Bitternis verschloss. Und trotz aller »Fehlschläge« habe ich mich unermüdlich immer wieder für Heilung geöffnet.

Ich bin sehr stolz darauf, dass ich der Verbitterung keine Chance gegeben habe. Viele Menschen, die an chronischen Beeinträchtigungen leiden, verhärten gegen sich selbst und ihre Umwelt. Mir war aus irgendeinem Grund immer klar, dass das eine Sackgasse ist. Denn damit ist der »Draht« zur Heilung unterbunden, weil vor lauter Erstarrung nichts mehr fließt. Keine Wärme, keine Güte und auch keine Liebe – zu sich selbst und zu anderen. Zufällig sind das aber die wichtigsten Zutaten, um heil zu werden. Das habe ich instinktiv immer verstanden.

In der allerschlimmsten Zeit konnte ich meine Wohnung für ein ganzes Jahr überhaupt nicht mehr verlassen. Eines Tages saß ich wieder einmal zitternd auf meinem Sofa und hatte keine Ahnung, was der nächste Augenblick bringen würde. Und plötzlich war da die innere Gewissheit, dass es einen Weg aus diesem Elend gab. Ich hatte ihn noch nicht gefunden, aber das bedeutete nicht, dass er nicht existierte. Und auch wenn ich keine Ahnung hatte, wie ich das anstellen sollte, *wusste* ich, dass ich ihn finden würde. Obwohl ich nach diesem Erlebnis noch häufig in tiefe Krisen geriet – und manchmal nach wie vor gerate –, hat mich diese innere Gewissheit nie mehr verlassen.

Heute sehe ich in meinem Leidensweg einen Sinn, obwohl ich durchaus eingestehe, dass ich ihn »bewusst« niemals gewählt hätte. Aber ich gebe als Psychologin und Autorin nun all das weiter, was ich »auf die harte Tour« gelernt habe. Und ich nehme mit großer Rührung das Feedback vieler Menschen entgegen, die meine Bücher gelesen haben (»Lerne, dich selbst zu lieben, dann liebt dich das Leben«, »So werde ich eine glückliche Frau«, »So lerne ich meine Ängste zu besiegen«), Selbstliebe-Seminare besuchten und in Einzelstunden zu mir kommen.

Manche reisen sogar von weither an, um sich mir anzuvertrauen. Sie fühlen sich in ihrem Schmerz verstanden und geborgen, weil sie wissen, dass ich durch all das selbst hindurchgegangen bin, was ihnen solche Qual bereitet. So ist das Leben nach dem Vollbild einer Panikattacke nie mehr dasselbe wie zuvor. Und auch den dunklen Abgrund der Depression kann nur eine Person nachempfinden, die selbst davor stand oder hineingezogen wurde.

Natürlich tut mir es mir leid um all den Spaß, den ich nicht hatte und die süßen Verrücktheiten, die ich wegen meiner Verfassung nicht begehen konnte. Ich habe zu selten im Mondlicht nackt gebadet, bin zu selten auf einer Schaukel in den Himmel geflogen und konnte nicht mit frei lebenden Delphinen schwimmen.

Aber meine Seele hat genau die Erfahrungen, die ich gemacht habe, für mich vorgesehen – da hilft kein Hadern und Klagen. Sie ist halt eine von der strengen Sorte, und ich kenne niemanden, der sich jemals gegen seine Seele durchgesetzt hat. Aber schließlich war mein Schmerz der Motor, tiefer in die Geheimnisse des Lebens einzudringen. Die Begeisterung und Faszination, die ich dabei empfinde, entschädigen mich für die Jahre von Angst und Leid. Außerdem habe ich mir selbst versprochen, dass ich jetzt für den Rest meiner Tage alles nachhole – Leichtigkeit, Genuss und jede Art von lustvollem Unfug!

Kann Glaube heilen?

Forschungsergebnisse rund um die Welt zeigen, dass Menschen, die sich mit Gott in irgendeiner Art verbunden fühlen, entweder die Krankheit besser bewältigen oder schneller gesund werden. Ich kenne auch Untersuchungen, die belegen, dass Menschen, die beten und für die gebetet wird, länger leben. Und Kranke, die körperlich nicht genesen, haben dennoch eine höhere Lebensqualität, weil sie sich in der Seele »heil« fühlen. Spirituelle Menschen profitieren davon, dass sie an eine göttliche Kraft glauben, die allmächtig ist und alle menschlichen Vorstellungen übersteigt. Und sie wissen: Wenn diese Macht eingreift, ich mir der Verbindung zu ihr bewusst werde oder mich daran erinnere, dass ich selbst Teil von ihr bin, ist alles möglich.

Ein tiefer Glaube muss nichts mit der Zugehörigkeit zu einer Religionsgemeinschaft zu tun haben. Natürlich können Sie Ihre Heimat in einer traditionellen Kirche finden. Aber das stellt keine Bedingung dar, um mit Gott in Kontakt zu treten. Für mich persönlich hat sich die Idee einer »Freundschaft mit Gott« sehr bewährt. Ich erzähle ihm, was so passiert, obwohl mir klar ist, dass er das ohnedies weiß; ich bitte ihn eindringlich um Aufmerksamkeit und rege mich auf, wenn etwas nicht so geschieht, wie ich das gerne hätte. Und obwohl ich nicht im kirchlichen Sinne gläubig bin, fühle ich mich Gott so verbunden, dass ich täglich bei ihm vorstellig werde. Ich bin sicher, dass er deswegen nicht die Augen verdreht.

Unsere Gespräche laufen sehr ungezwungen ab und finden überall statt – im Wald und auf der Wiese, im Stadtzentrum oder auf der Autobahn. Ich bin sicher, dass Gott das nicht so eng sieht und sich freut, wenn ich von mir hören lasse. Natürlich kann auch eine feierliche Zeremonie ihren eigenen Zauber haben, aber sie dient mehr uns und nicht so sehr Gott. Denn ihn interessiert nur, wie es in unseren Herzen aussieht, und nicht so sehr der genaue Ablauf einer Messe.

Vielleicht haben Sie durch eine strenge, wenig liebevolle religiöse Erziehung die Beziehung zu Gott aufgekündigt und wollten nie mehr etwas mit ihm zu tun haben. Dann forschen Sie nach, ob Sie mit dem Folgenden etwas anfangen können.

Für mich bedeutet Glaube, der heilt: Ich gehe davon aus, dass es eine liebevolle höhere Macht gibt (Gott, wie ich ihn – oder sie – verstehe), die gütig ist und nicht verurteilt. Ich weiß, dass ich nie tiefer fallen kann als in Gottes Hand. Ich bin immer sicher, immer geborgen, immer beschützt, immer geliebt.

Ich weiß, dass ich gewählt habe, hier zu sein – um einen Auftrag zu erfüllen, bestimmte Erfahrungen zu machen, mich zu erinnern, wer ich wirklich bin. Aber auch, um mich am Leben zu freuen und Feste zu feiern. Glaube im heilenden Sinne hat nichts zu tun mit der sonntäglichen Pflichterfüllung des Kirchganges oder dem routinemäßigen Durchführen religiöser Rituale. Und wirklich krank machen kann die Überzeugung, dass Gott ein strenger Richter ist, der nur auf einen Fehler von mir wartet, um sich grausam zu rächen. Menschen, die eine Erkrankung als Strafe Gottes ansehen, können mit diesem »Glauben« ihre Genesung ernsthaft behindern.

Ich akzeptiere also, dass auch Krankheit und Leid Sinn haben. Denn schließlich arbeite ich an einer Lektion, die ich mir selbst erteilt habe.

Manchmal ist der Sinn einer Leid-Erfahrung offensichtlich. Dann geht es etwa darum, krank machende Beziehungen zu lösen, Groll aufzugeben, selbstschädigende Gewohnheiten abzulegen oder endlich zu beginnen, sich selbst zu lieben. Jeder Glaube, der Sie dorthin bringt, ist der »richtige«.

Im Endeffekt können Sie zu Orientierungszwecken ohnedies nur auf Ihr eigenes Herz hören. Spüren Sie, was für Sie »wahr« ist und was nicht. Und lassen Sie sich keine Vorschriften machen, wie und an wen Sie zu glauben haben. Wenn das, was Sie glauben, Sie zu einem liebevollen, gütigen, warmherzigen Menschen macht oder diese Eigenschaften in Ihnen noch verstärkt, sind Sie auf Ihrem Heilungsweg.

Behandeln Sie auch sich selbst mit Liebe, Wärme und Güte. Also baden Sie in der Liebe Gottes, des Universums, des kosmischen Bewusstseins oder wie immer Sie diese Quelle bezeichnen möchten. Gott nimmt Ihnen nicht übel, wenn Sie ihn als Tankstelle benutzen.

Gibt es Gott? Dazu hat der Physiker Blaise Pascal bereits im 17. Jahrhundert folgende Fragen formuliert: Kann man beweisen, dass es Gott gibt? Kann man beweisen, dass es ihn nicht gibt? Nachdem beide Fragen mit »nein« beantwortet werden müssen, stellt er eine dritte: Wäre es hilfreich, an Gott zu glauben? Wenn das bedeutet, sich beschützt, angenommen und geliebt zu fühlen, mag sich jeder über die Antwort seine eigenen Gedanken machen.

Wie wir in der Folge sehen werden, kann offenbar jede tiefe Überzeugung heilen. Wenn Sie an Ihre Selbstheilungskräfte glauben, an bestimmte Heilungsriten, Gegenstände, an die Kraft von bestimmten Orten, an Engel, Kraftiere oder woran auch immer, kann Ihnen das ebenso helfen wie der Glaube an Gott, wie Sie ihn sich auch vorstellen.

Ich möchte Ihnen an dieser Stelle das berührende Beispiel eines Mannes schildern, der Priester ist und erst nach langer Zeit zu seinem Glauben fand.

»Heilung heißt für mich: die Beziehung zu Gott in Ordnung bringen«

Ein stilles Kloster in einer Seitengasse mitten im hektischen Getriebe der Großstadt Wien. Hier treffe ich Pater Dr. Clemens Pilar, 48 Jahre alt, ein lebhafter Mann mit warmen Augen, dem man nicht ansieht, was er durchgemacht hat.

»Im Alter von 15 Jahren erhielt ich eine niederschmetternde Diagnose: Morbus Crohn, eine entzündliche Darmerkrankung, die in Schüben verläuft und als unheilbar gilt. Ich hatte starke Schmerzen und musste mich immer wieder schweren Operationen unterziehen. Obwohl ich körperlich in sehr schlechter Verfassung war, begann ich mit einem Medizinstudium, das ich nach einiger Zeit abbrach, um Priester zu werden. Mein Leben war geprägt von Krankenhausaufenthalten, Schwäche, unerträglichen Schmerzen und immer wiederkehrenden Schüben der Krankheit. Nach einer besonders schweren Operation war ich auf der Intensivstation dem Tode nahe. Das einzige Gebet, das ich noch beten konnte, war: ›Herr, erbarme dich meiner.‹ Doch gleichzeitig nahm ich mein Schicksal an. Wenn es das war, was Gott von mir wollte, würde ich es akzeptieren. Doch ich überlebte. Einige Zeit später hatte ich während der Messe ein inneres Bild. Ich sah eine Gruppe von krebskranken Kindern, die ich gekannt hatte und die alle schon gestorben waren. Sie lächelten mich an, und plötzlich wusste ich, dass es für mich noch nicht Zeit war zu gehen. Ich sollte den Menschen noch etwas sagen.

Meine Krankheit wurde in den darauffolgenden zwei Jahren noch schlimmer. Viele Menschen beteten für mich, doch ich hatte mich mit meinem baldigen Tod abgefunden. Ich wusste, ich werde dem Himmel näher sein, näher bei Gott. In dieser Zeit kam ein junges Mädchen und wollte für mich beten. Eigentlich habe ich zu diesem Zeitpunkt kein Gebet um Heilung mehr gesucht. Aber um sie nicht zu kränken, ließ ich zu, dass sie die folgenden Worte sprach: ›Jesus heilt dich. Wenn du glaubst, bist du geheilt.‹

Ich kann nur schwer schildern, was dann geschah. Plötzlich überflutete mich die Erkenntnis, dass ich mich ein Leben lang mit diffusen Schuldgefühlen gequält hatte. Sie waren wie ein Messer, das gegen mich selbst gerichtet war und das mir nun sanft weggenommen wurde. Ich hatte seit Jahren nicht mehr geweint, aber nun versank ich in einem regelrechten Meer von Tränen. Ich wusste: Jetzt war seelische Heilung geschehen. Drei Tage später musste ich zur Untersuchung, und es ließen sich keine Anzeichen der Krankheit mehr finden, die mein Leben bestimmt hatte und von der ich wusste, dass sie unheilbar ist. Das ist nun 17 Jahre her und es geht mir heute so gut wie nie zuvor. Obwohl ich Priester war, fühlte ich damals zum ersten Mal wirklich, dass Gott mich liebt. Und das bedeutet Heilung für mich: die Beziehung zu Gott in Ordnung bringen.«

Pater Pilar ist heute geistlicher Assistent der kirchlichen Erneuerungsbewegung »Jüngergemeinschaft« und arbeitet sowohl in der Seelsorge als auch in der Erwachsenenbildung. Seit 2008 ist er Generalsekretär des Ordens. Über seine Heilungsgeschichte gibt es eine CD, die angefordert werden kann (siehe unter »Kontakte« am Schluss dieses Buches).

Rendezvous mit Neale D. Walsch

Auf meiner ständigen Suche nach Heilung stieß ich eines Tages auf die verschiedenen Bände von Neale D. Walschs »Gesprächen mit Gott«. Als ich die Texte las, fühlte ich tief in mir die Sicherheit, dass die Dinge sich genauso verhielten, wie es dort geschrieben stand. Im Gegensatz zu vielen kirchlichen Glaubensgemeinschaften, die oft autoritär und menschenfeindlich streng organisiert sind, beschreiben diese Texte einen Gott, der uns die Macht über unser Leben zurückgibt. Jedes Wort atmet Freiheit, Akzeptanz, Liebe und Trost. Wir können Probleme anders betrachten, wenn wir davon ausgehen, dass sie existieren, damit wir etwas Wichtiges begreifen. Das bedeutet allerdings, dass wir die Verantwortung für die Schwierigkeiten in unserem Leben übernehmen und niemand anderem mehr die Schuld daran geben können. Es eröffnet im Gegenzug aber auch einen völlig neuen Zugang zu möglichen Lösungen.

Aus der Gewissheit, dass jeder von uns seinen Tod überlebt, ergibt sich ein gewaltiger therapeutischer Nutzen bei der Bewältigung von Ängsten: Wovor sollte ich mich noch fürchten, wenn mir eigentlich nichts geschehen kann? Im ersten Band der »Gespräche mit Gott« ist von Gott zu lesen: »Glaube mir nicht. Aber geh hin und finde heraus, ob es einen besseren Weg gibt, um Zufriedenheit, Freiheit und Glück zu finden.«

Seit ich das erste Buch von Neale D. Walsch gelesen habe, war ich sicher, dass ich ihn eines Tages treffen würde. Tatsache ist, dass kein lebendiger Autor existiert, dem ich so gerne begegnen wollte wie ihm. Und dann geschah tatsächlich Folgendes:

Ein schwüler Herbsttag auf der Terrasse eines Nobelhotels am Millstättersee in Kärnten. Direkt neben mir sitzt der Mann meiner jahrelangen Begierde. Seit über einem Jahrzehnt will ich ihn, und diese Leidenschaft hat in all der Zeit kein bisschen nachgelassen. Mein tiefes Sehnen galt dem Blick seiner Augen und dem Ton der verführerischen Stimme. Bis zum jetzigen Zeitpunkt trennte uns der große Ozean zwischen Amerika und Europa. Aber dieser unhaltbare Zustand war zu Ende. In der nächsten Sekunde würden unsere Seelen eins sein. Bevor Sie nun empört aufhören zu lesen, muss ich meine scheinbar triebhaften Ergüsse ein wenig mildern. Die Gefühle diesem Mann gegenüber, der da in der Sonne seinen Kuchen aufspießte, waren keineswegs romantischer Natur. Wobei ich ehrlich zugeben muss, dass er persönlich viel attraktiver wirkt als auf Bildern oder im Film. Aber ich bin einfach ein *völlig* vernarrter Fan seiner Bücher, die mein Weltbild in unglaublichem Maße beeinflussten. Neal selbst wäre im Übrigen der Erste, der das Einssein unserer Seelen bestätigt, denn dass das so ist, hat Gott ihm immer wieder mitgeteilt. Allerdings habe ich da kein Exklusivrecht, sondern dieses Faktum trifft auch auf alle anderen Menschen zu. Nun saßen wir also tatsächlich auf dieser lauschigen Terrasse, die Wellen des Sees murmelten und ich war happy!
Für den unwahrscheinlichen Fall, dass Sie Neale D. Walsch nicht kennen sollten: Nach seiner Aussage spricht Gott seit dem Jahre 1992 mit ihm, und er hat von ihm den Auftrag erhalten, diese Botschaften an Sie und mich weiterzugeben. Genau das hat Neale getan und mittlerweile 15 Bücher ge-

schrieben, die in 37 Sprachen übersetzt wurden. Der erste Band der »Gespräche mit Gott« stand in der New York Times fast drei Jahre lang auf Platz eins der Bestsellerliste. Außerdem wurde ein Film über Neales Leben gedreht.

Was ist nun der zentrale Inhalt der Botschaften?

- Gott hat uns erschaffen, aber er bestimmt nicht über unser Leben. Er gab uns den freien Willen, damit wir kraft unserer Gedanken und Gefühle die eigene Wirklichkeit gestalten.
- Als Gottes Ebenbild sind wir (unser wahres Wesen) von Anfang an vollkommen und »erleuchtet«. Wir haben aber das Menschsein gewählt, um alle Erfahrungen zu machen, für die wir uns entscheiden. Niemand wird je über uns urteilen oder uns bestrafen, und niemand fordert Perfektion.
- Innerer Friede und Glück sind Entscheidungen, die wir zu jeder Zeit treffen können, und liegen nicht in einem unerreichbar fernen Nirwana.
- Es geht darum, dass wir uns daran erinnern, wer wir wirklich sind – Seele, unsterbliches Liebeslicht, immer verbunden mit Gott und allem, was ist. Es gibt also keine Lernprozesse, sondern nur Erinnerungsprozesse.
- Das Leben an sich hat keinen Sinn – nur den, den wir ihm geben.
- Der »Tod« ist das Ende dieses Lebens, aber nicht das Ende unserer Existenz. Wir waren schon immer und werden ewig sein.

Inzwischen sind die Erkenntnisse der Quantenphysik auch wissenschaftlichen Laien zugänglich. Und plötzlich werden die Texte, die Neale von Gott diktiert bekam, zur »Wissenschaft« und lassen ein bloßes: »Na ja, das kann man glauben oder auch nicht« weit hinter sich. Wir werden darauf später noch zu sprechen kommen.

Wer ist dieser Neale D. Walsch, der Millionen LeserInnen auf der ganzen Welt offenbar glaubwürdig vermitteln kann, dass er ganz unkompliziert mit Gott kommuniziert und dass dieser es auch tatsächlich der Mühe wert findet, zu antworten?

Neale wuchs in Wisconsin unter der Obhut einer liebevollen Mutter auf, die »Gott immer um sich fühlte«. Sein Vater war eher unsensibel, vertrat allerdings die Meinung, dass der menschliche Geist Großes bewirken könne. Sein Lieblingsausspruch angesichts schwieriger Umstände war »Ach, da ist nichts dabei«. Obwohl Neale katholisch erzogen wurde, interessierte er sich schon früh für andere Religionen und Weltanschauungen. Im Laufe seines Lebens arbeitete er als Journalist, leitete eine Marketingfirma und einen Rundfunksender. Aber es gab auch Zeiten, in denen er auf der Straße lebte und Pfandflaschen sammelte, um sich etwas zu essen kaufen zu können.

Der erste direkte Kontakt zwischen Gott und Neale D. Walsch entstand, als Neale in einer tiefen Lebenskrise folgenden Brief verfasste: »Warum funktioniert mein Leben nicht? Warum kann ich in meinen Beziehungen nicht glücklich werden? Was habe ich getan, dass ich in meinem Leben ständig kämpfen muss?« Danach geschah etwas Unheimliches. Hören wir Neale selbst: »Als ich die letzte meiner bitteren Fragen hingekritzelt hatte, verharrte meine Hand so über dem Papier, als würde sie von einer unsichtbaren Kraft festgehalten. Und plötzlich bewegte sich der Stift ganz von selbst.« Was dann folgte, war ein Diktat von Gott, das über viele Jahre anhielt. Neale: »Man könnte sagen, die Bücher enthalten das ›neueste Wort Gottes‹ zu den Dingen. Denn ich bin fest davon überzeugt, dass Gott nicht vor 2000 Jahren aufgehört hat, zu uns zu sprechen.« Bei den Durchgaben flossen die Worte einfach aufs Papier, und auf diese Art und Weise entstand das erste Buch in nur dreieinhalb Wochen.

Bei genauer Betrachtung ist natürlich keinesfalls erwiesen, dass hier wirklich Gott spricht. Doch an diesen Texten gibt es etwas, das im Innersten berührt. So hat mich die Kraft dieser Worte dazu bewogen, in meinen dunkelsten Stunden nicht aufzugeben, sondern ermutigt und getröstet weiterzugehen. Und so wie mir ging es offenbar vielen Menschen auf der ganzen Welt.

Auch Neale stellt sich die Frage: »Woher weiß ich, dass ich mir das Ganze nicht einbilde?« Er erhielt folgende Antwort von Gott: »Denkst du nicht, dass ich auch deine Einbildungskraft beeinflussen kann? Du wirst wissen, dass diese Worte nicht von dir kommen, weil du selbst noch nie so klar gesprochen hast. Wenn du solche Antworten schon gefunden hättest, würdest du deine Fragen gar nicht stellen.«

Als ich erfuhr, dass Neale in Österreich sein würde, wollte ich die Gelegenheit wahrnehmen, ihn persönlich kennenzulernen und ihm ein paar Fragen zu diesem Buch zu stellen:

Ist es ein Zeichen von »Schwäche«, krank zu werden?
Krankheit ist kein Zeichen von Schwäche, sondern von Stärke. Vielleicht wird jemand fragen: »Warum hast du das erschaffen?« Ein anderer mag die Krankheit für eine Niederlage halten. Das stimmt nicht. Alle Herausforderungen sind ein Zeichen von spiritueller Stärke. Sie zeugen von der Bereitschaft der Seele, sich schwierigen Situationen zu stellen und sich zu entfalten. Aber natürlich muss man dafür nicht zwingend krank werden.

Gibt es so etwas wie einen »Informationspool«, aus dem uns Wissen zufließt – zum Bespiel auch für Heilungen?
Gott sagt, dass jeder von uns immer Zugriff auf jede Information hat, die er benötigt. Auch C. G. Jung hat ja von einem kollektiven Unbewussten gesprochen, das allen Menschen gemeinsam ist. Die dort gespeicherten »Daten« stehen uns immer zur Verfügung.

Wer oder was heilt in Lourdes und Medjugorje?
Du heilst dich aufgrund deiner Überzeugungen.

Wenn wir uns selbst heilen – warum werden dann nicht alle gesund?
Wenn die Seele nein sagt, dann wird Heilung nicht geschehen. Sie ist die oberste Instanz, die immer dein höchstes Wohl im Auge hat. Und es kann sein, dass es für dein höchstes Wohl das Beste ist, wenn du nicht geheilt wirst. Immer vor dem Hintergrund, dass du ja in Wahrheit »heil« bist und dir in Wahrheit nichts geschehen kann – was immer auch geschieht. So ist für die Seele ja auch der »Tod« keine Tragödie, weil sie ohnedies weiß, dass sie ihn »überlebt«.
Vergiss nicht: Die Seele führt dich zu den perfekten Gelegenheiten, damit du erfahren kannst, was du geplant hast zu erfahren. Und Gott sagt: Der beste Weg, den Schmerz zu verringern, den du mit irdischen Erfahrungen erlebst, besteht darin, deine Sichtweise auf sie zu verändern.

Wählen wir also tatsächlich unsere Wirklichkeit?
Ja, von der Seele her absolut, was allerdings oft nicht in Übereinstimmung mit unserem bewussten Ich steht. Natürlich wählen wir unser Geschick auch »in Absprache« mit an-

deren. Gott sagt: »Ihr erschafft euer ganzes Leben, genau hier, genau jetzt. *Ihr* erschafft es. Nicht ich, *ihr*.«

Wieso leiden dann so viele von uns?
Es geht darum, die Wünsche der Seele, die Prägungen des Unterbewusstseins und das Bewusstsein »auf eine Linie« zu bringen. Und das gelingt am besten, wenn du dir immer wieder ins Gedächtnis rufst, wer du in Wahrheit bist – Seele, als Teil von Gott ausgestattet mit unendlichem kreativen Potenzial. Oft befinden wir uns auch deshalb in einer leidvollen Situation, weil nur sie uns dabei hilft, uns daran zu erinnern.

Gibt es wirklich keinen Grund, sich vor dem Tod zu fürchten?
Hab keine Angst vor dem Tod. Gibt es einen Grund, sich vor unermesslicher Freude, größtem Glück und tiefster Geborgenheit zu fürchten? Das ist es, was auf dich wartet.
Und noch etwas: Du wählst dein Leben und du wählst auch den Zeitpunkt, wenn du »stirbst«. Auch wenn dir das bewusst nicht klar ist – deine Seele *entscheidet* sich dafür.

Wie kann jeder von uns die Botschaften der »Gespräche mit Gott« im Alltag umsetzen?
Lies sie immer wieder. Und stell dir niemals die Frage: *Warum* geschieht das jetzt? Das ist sinnlos und führt nirgendwohin. Frag dich lieber: »Wie werde ich mich angesichts der Lage dazu stellen? Welchen Teil von mir möchte ich nun zeigen?«

Angst mit ihren vielen Gesichtern ist für viele Menschen die größte Herausforderung. Wie können wir damit umgehen?

Wer Angst hat, glaubt die Unwahrheit. Schon Jesus sagte: »Die Wahrheit wird dich befreien.« Wenn du Angst fühlst, akzeptiere das und bekämpfe sie nicht. Nur dann kannst du sie loslassen. Und frage dich immer: Ist es *das*, was ich bin? Ist das, was ich wähle zu sein?

Gibt es noch Dinge, vor denen du Angst hast?
Ja, zwei Sachen: Dass mein Ego mich dazu verleitet, zu denken, ich sei besser oder bedeutender als andere. Und ich möchte nicht mit 93 Jahren in einem Altersheim sitzen.

Gemäß den Botschaften von Gott hättest du das dann ja selbst erschaffen und es wäre zum höchsten Wohl deiner Seele.
(Lacht) Ah, du hast verstanden. Du bist gut, du bist wirklich gut.

Inwiefern haben die »Gespräche mit Gott« dein Leben verändert?
Ich bin heute glücklicher als jemals zuvor, denn ich habe begriffen, wie das Leben funktioniert. Früher fühlte ich mich oft völlig verloren und unvollkommen.

Gott sagt, dass die Reinkarnation existiert. Welches Leben hast du geführt?
Ich war offenbar schon ein paarmal als Weisheitslehrer unterwegs. (Lacht) Aber ihr alle seid reinkarnierte Wesen.

Was ist deine größte Herausforderung in diesem Leben?
Aus dem Herzen heraus zu leben, weil ich extrem logisch funktioniere. Meine Mutter hat einmal zu mir gesagt: »Du wirst nie einen Menschen wirklich lieben, weil du nicht im Herzen, sondern im Kopf zu Hause bist. Du wirst mit deinem

Verstand ein Genie sein, aber die Dinge nicht mit dem Herzen verstehen.« Ich habe das niemals vergessen. Immer wenn ich jemanden kennenlernte, erinnerte ich mich an diese Sätze meiner Mutter. Heute gehe ich zu ihrem Grab und sage: »Ich lerne, Mum, ich lerne.«

Hat Gott jemals auf eine deiner Fragen nicht geantwortet?
Nein, das ist nie vorgekommen.

Wie ging das Schreiben der Bücher genau vor sich?
Eigentlich ließ ich es nur fließen. Das Buch hat sozusagen mich geführt. Die Antworten kamen so schnell, dass ich kaum mit dem Tippen nachkam. Es wurden Dinge angesprochen, die in meinem Weltbild einfach nicht vorkamen. Ich sage es ehrlich – ich bin nicht klug genug, um mir das auszudenken. Ich habe keinen College-Abschluss und auch kein Studium der Theologie oder Philosophie.

Die Quantenphysik sagt, dass wir durch »Beobachten« unsere Realität erschaffen, also mächtige Wesen sind. Ist jetzt »bewiesen«, was Gott in deinen Büchern sagt?
Wir sind Gott in Form eines Individuums. Um dieses wahre, tiefste innere Selbst zu erfahren – deswegen bist du gekommen. Du weißt es zwar, aber es geht darum, es wirklich zu erfahren. Dieser Weg kann und soll dir Freude machen und ist keinesfalls als Leidensprozess gedacht. Du verfügst über unendliches Potenzial. Erschaffe also mit Kreativität und Spaß.

Hier einige Weisheiten, die Gott Neale mitgeteilt hat
und die mir besonders gefallen:

- Wenn du glaubst, dass du etwas nicht haben kannst, braucht du es auch nicht zu wünschen, denn das Ergebnis ist dasselbe.
- Du verstehst deine Macht falsch. Ich sage dir: Dein Leben entwickelt sich so, wie du es beabsichtigst.
- Wie kannst du ein kreatives Werkzeug sein, wenn ich dir diktiere, was du sein, tun und haben sollst? Ich erfreue mich an deiner Freiheit, nicht an deinem Gehorsam.
- Es gibt nur ein Ziel im Leben: nämlich das Leben in seiner ganzen Pracht und Herrlichkeit auszukosten.
- Nichts ist unlösbar. Nichts. Tu alles, was dir möglich ist, um der Versuchung zu widerstehen, etwas für unüberwindbar zu halten. Das stimmt einfach nicht. Natürlich kannst du die Lösungen nicht sehen, wenn du davon überzeugt bist, dass es sie nicht gibt. Deshalb musst du großes Vertrauen ins Leben haben. Jetzt ist ein guter Zeitpunkt, um es zu zeigen.

Lächle. Entspanne dich. Alles wird gut.

Neale D. Walsch ist 66 Jahre alt und Vater von neun Kindern. Mit seiner jungen Frau Em Claire, einer Dichterin, lebt er in Oregon, USA. Er bezeichnet sie als das Beste, was ihm je geschehen ist. Als sie während unseres Gespräches am Tisch vorbeikam, nahm er ihre Hand und sagte: »Vergiss nicht – ich liebe dich.«

Ich habe auch mit Em Claire gesprochen und sie ein paar private Dinge gefragt. Wer ist diese Frau, die einen Mann wie Neale dazu bringt, ihr mit verliebtem Blick überallhin zu folgen? Was hat es mit dem Altersunterschied von 28 Jahren auf sich?

Em Claire ist eine sehr schöne Frau, die ein wenig indianisch aussieht. 15 Jahre lang führte sie eine eigene Massagepraxis in Oregon. Sie hatte immer schon gerne geschrieben und gemalt. Jetzt schreibt sie Gedichte und begleitet Neale auf seinen Seminarreisen rund um die Welt.

Wie begann eure Liebesgeschichte?

Als Neale und ich uns das erste Mal sahen, war es wie ein spontanes Wiedererkennen. Aber wir haben nicht darüber gesprochen, denn wir sahen uns während einer Zeit von drei Jahren nur gelegentlich auf Geburtstagsfeiern von gemeinsamen Freunden oder bei gewissen Veranstaltungen.

Als wir dann begannen, uns alleine zu treffen, war uns beiden allerdings innerhalb kurzer Zeit klar, dass jeder von uns seinen Geliebten gefunden hatte. Es war, als hätten wir den anderen Teil getroffen, der zu uns gehört.

Was geschah dann?

Wir hatten beide das Gefühl, inmitten eines Tsunami zu stehen. Jeder von uns hat blitzschnell realisiert, dass er nirgendwohin mehr flüchten kann, sondern sich nurmehr in das ergeben, was geschah. Das ist heute noch so. In dieser Art von Beziehung funktioniert keine Strategie mehr, die man vielleicht bisher eingesetzt hat, um sich zu schützen.

Ich weiß allerdings auch, dass ich mir in der Zeit, bevor ich Neale traf, über einige Dinge sehr klar geworden bin: Ich wollte Leidenschaft, nicht Sicherheit. Ich wollte jemanden, der mir die Wahrheit sagt, dessen Meinung ich respektiere, und noch einige andere Dinge mehr.

Neale und ich werden oft gefragt, wie man die große Liebe finden kann. Ich denke, wenn es zum Besten aller Beteiligten ist und wenn es das ist, was im Moment der Seele am besten dient, wird diese Liebe erscheinen.

Spielt der Altersunterschied zwischen dir und Neale eine Rolle?

Die Leute denken manchmal, es sei das Geld, eine Guru-Schüler-Beziehung oder eben ein älterer Mann, der eine jüngere Frau möchte. Aber es ist einfach Liebe. Für uns ist das so natürlich, wie zu atmen. Liebe kennt keine Grenzen, keine Beschränkungen. Sie ist das Territorium des Herzens. Und das ist nun einmal der Platz, den der Verstand nicht kontrollieren kann. Liebe ist Liebe!

Heilung an besonderen Orten

Durch die Jahrhunderte hindurch gibt es zahlreiche Berichte von Heilungen, die an Orten stattfanden, an denen es zu Marien-Erscheinungen gekommen war. Die zwei bekanntesten dieser Orte, Lourdes und Medjugorje, habe ich besucht.

Lourdes

Ich liege auf dem Bett in einer winzigen Zelle, die ich als Zimmer gebucht habe. Normalerweise wäre ich beim Anblick dieser Bleibe zusammengezuckt und hätte den Heimweg angetreten. Aber es ist Mitte September und Lourdes ist ausgebucht. Wegen meiner Flugangst bin ich von Wien mit dem Auto hierher gefahren. Wenn Sie das jemals gemacht haben, dann können Sie nachempfinden, dass irgendein Bett – egal, wo es steht – schon der reinste Luxus ist.
Ich wollte unbedingt nach Lourdes, obwohl ich nicht katholisch bin und mich auch keiner Kirche verbunden fühle. Doch von jeher haben mich Orte angezogen, an denen etwas Mystisches geschehen ist. Ich bin ganz sicher, dass Bernadette Soubirous Maria gesehen hat. Ob es *die* Maria aus der Religionsgeschichte war, weiß ich nicht, aber Bernadette war überzeugt davon. Niemals hat sie sich deswegen in den Vorder-

grund gedrängt, Geld angenommen oder jemanden gesegnet. Sie hat sich eher versteckt und die viele Aufmerksamkeit war ihr unangenehm. Handelt so eine Person, die Dinge erfindet? Es ist natürlich völlig unerheblich, wie ich darüber denke, denn Bernadette wurde heiliggesprochen und ist damit über jeden »Betrugsverdacht« erhaben.

Weil ich nicht katholisch bin, ist die Heiligsprechung für mich kein wesentliches Kriterium. Große Bedeutung hat allerdings, dass rund um die Geschehnisse in Lourdes unglaubliche Heilungen geschehen sind. Menschen, die schwer krank waren, wurden gesund – das ist so unglaublich schön, dass mir die Worte fehlen. Und das kommt äußerst selten vor.

Was geschah damals an diesem Ort? Ich betrachte die Sterne, die durch das winzige Fenster in die Zelle, äh, das Zimmer scheinen, und meine Gedanken schweifen zu jenem 11. Februar 1858.

Es war ein eisiger, dunkler Morgen. Der Nebel nahm jede Sicht und ein Nieselregen verschlug Bernadette fast den Atem. Ihr Asthma war die letzten Tage schlimmer geworden und sie hatte Mühe, mit ihrer Schwester Toinette und Freundin Jeanne Abadie Schritt zu halten. Sie waren auf dem Weg zur Grotte Massabielle, einer Schweinetränke, wo der Verlauf des Wassers Holz ablagerte. In der Behausung der Familie Soubirous, dem schon lange als gesundheitsschädlich geltenden ehemaligen Kerker Chacot, war das Brennholz ausgegangen. Die Eltern hatten das letzte Reisigbündel verkauft, um ein wenig Essen besorgen zu können.

Keines der Mädchen ahnte an diesem frostigen Tag, dass das unmittelbar bevorstehende Geschehen für viele Menschen die Welt verändern würde. Bernadette erzählte später, dass sie mit den anderen an der Gave entlangging, um Holz zu sammeln. Als sie plötzlich ein Geräusch vernahm, sah sie zur Grotte hinauf. Dort stand eine Frau in einem weißen Kleid. Bernadette war sich nicht sicher, ob sie einer Täuschung erlag. Sie wollte sich bekreuzigen, konnte sich aber einfach nicht rühren. Anstelle dessen sah sie, dass die Frau sich bekreuzigte und einen Rosenkranz in den Händen bewegte. Bernadette betete, und ganz plötzlich war die Frau verschwunden. Daraufhin erzählte Bernadette den anderen Mädchen, was sie erlebt hatte, und bat sie sichtlich bewegt, niemandem davon ein Sterbenswörtchen zu sagen.

Natürlich verbreitete sich die Geschichte trotzdem in Windeseile. Weil gerade Karneval war, wurde das Ganze als Scherz betrachtet. Bernadettes Mutter war dennoch besorgt und verbot ihr, noch einmal zur Grotte zu gehen. Am Donnerstag, den 18. Februar, war Bernadette dennoch wieder bei der Grotte. An diesem Tag sprach die Dame das erste Mal. Sie sagte: »Würdet Ihr die Güte haben, zwei Wochen lang hierherzukommen?« und den berühmt gewordenen Satz: »Ich verspreche Euch das Glück nicht in dieser Welt, sondern in der anderen.«

Bernadette entsprach diesem Wunsch und kam auch an den folgenden Tagen zur Grotte, begleitet von einer stetig größer werdenden Schar von Zuschauern und obwohl man ihr vorwarf, die Unwahrheit zu sagen und sie sogar polizeilich verhören ließ. Am 28. Februar 1858 geschah das erste Wunder: Die im neunten Monat schwangere Catherine Latapie hielt ihren gelähmten Arm in das Quellwasser. Unmittelbar danach war sie geheilt.

Der Pfarrer von Lourdes trug Bernadette auf, die Erscheinung zu fragen, wer sie eigentlich sei. Und so bittet sie die Erscheinung: »Fräulein, würden Sie die Güte haben, mir zu sagen, wer Sie sind?« Sie bekommt zur Antwort: »Ich bin die Unbefleckte Empfängnis.« Bernadette hatte keine Ahnung, was das bedeutete. Ununterbrochen sagte sie sich auf ihrem Weg zu Pfarrer Peyramale den Satz vor, um ihn nicht zu vergessen. Erst am Nachmittag erfuhr sie, dass die, die man so nennt, die Heilige Jungfrau Maria ist.

Über die Originalaussagen der damals Beteiligten existieren immer noch Unterlagen. Abt Joseph Bordes war über 14 Jahre Pfarrer von Lourdes. In seinem Buch: »Lourdes – Bernadette auf Schritt und Tritt« lässt er zahlreiche Zeitzeugen zu Wort kommen. So ist ein spannendes Dokument entstanden, das die Geschehnisse wieder gegenwärtig werden lässt.

Noch bevor die Erscheinungen beendet waren, erklärte Bernadette, dass sie Nonne werden wolle. Mit 22 Jahren trat sie dem Orden der »Schwestern der Barmherzigkeit und Christlichen Bildung« in Nevers bei. Sie erhielt den Namen Schwester Marie-Bernard und wurde trotz ihrer ständig angegriffenen Gesundheit zur Hauptkrankenschwester im Kloster. Am 16. April 1879 stirbt sie im Alter von 35 Jahren.

30 Jahre nach ihrem Tod wurde ein Verfahren zur Heiligsprechung eingeleitet. Man verlangte die Untersuchung des Leichnams und die vereidigten Ärzte fanden zur größten Überraschung Bernadettes Körper in außergewöhnlich guter Verfassung vor. Spätere Exhumierungen bestätigten diesen Eindruck. Am 18. Juli 1925 wird Bernadette in einen Glassarg gelegt, den man in der Kapelle des Klosters von Nevers, 800 Kilometer von Lourdes entfernt, noch heute sehen kann. Am 8. Dezember 1934 wird sie im Petersdom in Rom heiliggesprochen.

Ihr Heimatort am Fuße der Pyrenäen wurde zu einem weltweit bekannten Wallfahrtsort. Auf Wunsch der »Dame« wurde die »Basilika der Unbefleckten Empfängnis« errichtet, in der Folge die »Rosenkranzbasilika«, eine Krypta und der Prozessionsplatz. Bis zu sechs Millionen Pilger im Jahr suchen dort Heilung von körperlichen oder seelischen Leiden, trinken das Wasser der Quelle und baden darin.

Das Wasser von Lourdes zeichnet sich chemisch-physikalisch durch keinerlei Besonderheiten aus. Es wurde mehrfach analysiert und das Ergebnis war immer dasselbe: »Qualitativ hochwertiges Trinkwasser.« Und doch wurden schon viele Kranke geheilt. Bernadette selbst sagte: »Dieses Wasser ist keine Arznei. Es hätte keine Kraft ohne Glauben.« Die Inschrift bei den Wasserhähnen ruft dies in Erinnerung: »Wascht euer Gesicht und bittet Gott, euer Herz zu reinigen.« Ich habe auf jeden Fall drei Flaschen gefüllt, die heute noch in meinem Wohnzimmer stehen. Man kann nie wissen.

Als ich nach Lourdes kam, war ich berührt von den vielen Kranken, die auf Bahren getragen oder in Rollstühlen geschoben wurden. Mir fiel auf, mit welcher Fröhlichkeit die Betreuer ihrer Aufgabe nachkommen. Sie begleiten ihre Schützlinge zur Grotte, in die Basilika, zur Krankensegnung oder bei der abendlichen Lichterprozession.

Bis heute hat die Grotte ihren Zauber nicht verloren. Als ich auf der Bank neben der Quelle saß, entstand vor meinem inneren Auge die Szenerie der Ereignisse, die sich vor vielen Jahren an genau diesem Ort abgespielt haben. Ich »sah« Bernadette, hörte das Murmeln der Menschenmassen, das Rascheln von Kleidern und spürte die Atmosphäre von Ergriffenheit und Zweifel. Was auch immer damals geschehen ist – es hat die Jahrhunderte überdauert.

Ich wandte mich noch einmal um, berührte den Felsen der Grotte und nahm ihren Anblick in mich auf. Es war plötzlich so einfach, sich vorzustellen, wie hier Heilungswunder geschehen. Die Marienstatue blickte auf mich herab, und zu meinem größten Erstaunen wünschte etwas in mir, sie würde sprechen.

Ungefähr 7000 Heilungen wurden bisher aus Lourdes gemeldet. Darunter befinden sich ungewöhnliche Genesungen von so gut wie fast jeder Erkrankung – Krebs, Lähmungen, Multiple Sklerose, Blindheit, Taubheit, Augenschäden, Rheumatismus, Thrombosen. 2000 dieser Heilungen gelten nach dem Stand der Wissenschaft als unerklärlich, 67 davon hat sogar die Kirche als Wunder anerkannt.

Alle diese Fälle werden im »Internationalen Medizinischen Büro« gesammelt und auf Echtheit untersucht. Eine Heilung ist dann medizinisch anerkannt, wenn:

- die Symptome dauerhaft waren und auf keine Behandlung ansprachen,
- die Heilung plötzlich erfolgte,
- der Zusammenhang mit Lourdes eindeutig ist,
- die Heilung andauert und
- medizinisch nicht erklärt werden kann.

Die Kirche legt noch strengere Kriterien an, um in einer erfolgten Heilung ein Wunder zu sehen. Das letzte Mal geschah das am 21.9.2005 bei der Sizilianerin Anna Santanillo, die bei einem Bad in Lourdeswasser in derselben Sekunde von einer schweren Herzerkrankung genas. Allerdings geschah das bereits im Jahre 1952. So lange benötigte die Kirche, um die Heilung anzuerkennen.

Dr. med. Rolf Theiß, einziges deutsches Mitglied der »Internationalen medizinischen Vereinigung von Lourdes (Comité médical international Notre Dame de Lourdes)«, berichtet: »Direkt nach meinem Staatsexamen im Jahre 1971 begleitete ich auf Initiative meines Vaters, der schon oft Pilgerarzt gewesen war, 740 Pilger nach Lourdes: mit täglicher Sprechstunde, Hotelbesuchen und Notfalleinsätzen. Später übernahm ich die Begleitung für Behinderte und Kranke im Zug und während des Aufenthaltes in Lourdes in den Krankenhospizen.

Damals wurde ich Mitglied der ›Internationalen medizinischen Vereinigung von Lourdes‹, die aus ungefähr 10 000 Mitgliedern aus mehr als 75 Ländern der Welt besteht. Sie werden durch ein vierteljährliches Bulletin unter anderem über Fragen der Wunderheilungen in fünf Sprachen informiert. Die wichtigste Aufgabe des Komitees ist die Untersuchung der circa 30 bis 50 Heilungsberichte pro Jahr. Jeder einzelne Fall wird nach dem heutigen Stand der Wissenschaft im Komitee analysiert, beurteilt und mit Fachleuten weltweit diskutiert. Erst dann wird er publiziert. Im Schnitt vergehen 4–6 Jahre vom Zeitpunkt der Heilung bis zur abschließenden Beurteilung.

International haben Ärzte die Existenz von Spontanheilungen akzeptiert. Trotzdem versuchen sie zuerst einmal, Erklärungen für einen ungewöhnlichen Heilungsverlauf zu finden. Erklärungsversuche bei Krebs sind: Bösartige Zellen bilden sich in normale Zellen zurück oder sterben den Zelltod, weil die Immunzellen die Krebszellen als Feinde erkennen und vernichten. Hormonelle Einflüsse gibt es vor allem bei Brustkrebs, wodurch es zur Hemmung der Blutgefäß-Neubildung und damit zum Absterben des Tumors kommt. Auch psychische Einflüsse auf den Tumor werden diskutiert. Tatsächlich gibt es allerdings keine schlüssige Erklärung für spontane Heilungen, und daher sind die Genesungen von Lourdes immer Einzelfall-Darstellungen. Es bleiben also ›Wunder‹.

Durch das Leben und Leiden des Mädchens Bernadette Soubirous ist Lourdes ein Beispiel für das Allerwichtigste geworden – das Wiedergewinnen von Hoffnung. Das gilt für die Kranken, aber auch für alle Helfer.«

»Ich wurde in Lourdes geheilt.«

Christa Zirbes, 67, pensionierte Kinderkrankenschwester, berichtet:

»Solange ich mich zurückerinnern kann, hatte ich eine ganz besondere Beziehung zur Jungfrau Maria. Schon als Kind schmückte ich einen kleinen Altar mit Blumen, und auch in meinem späteren Leben redete ich jeden Tag mit ihr. Doch ich konnte damals nicht ahnen, in welch unglaublicher Weise die Gottesmutter mein Schicksal bestimmen würde.

Mein Lebensweg war geprägt von seelischem und körperlichem Leid. Meine Eltern starben früh, mein Mann erlag mit nur 56 Jahren seinem Krebsleiden und ließ mich mit drei Kindern zurück. Auch ein Kind verlor ich durch den Tod. Nach einer Blinddarmoperation bekam ich schreckliche Bauchschmerzen. Mein Darm war mit dem Bauchfell verwachsen und das verursachte unerträgliche Krämpfe. Ich wurde 20 Mal operiert und in der Folge mit stärksten Schmerzmitteln behandelt. 1993 musste ich zum dritten Mal einen Eingriff wegen eines Darmverschlusses über mich ergehen lassen. Doch nichts half. Es gab keine Linderung meiner Schmerzen und schon gar keine Heilung. Ich war extrem geschwächt und hatte jede Hoffnung auf Besserung meines Zustandes aufgegeben.

Im Jahre 1995 beschloss ich, eine Wallfahrt zu machen. Ich war nicht sicher, ob ich nach Medjugorje oder nach Lourdes fahren sollte. Da hörte ich eine innere Stimme, die sagte: ›Fahr nach St. Vith in Belgien, geh in die Kirche. Dort findest du die Antwort.‹ Also fuhr ich dorthin. Als ich die Kirche betrat, fiel mein Blick als Erstes auf ein Kalenderblatt, auf dem die Grotte von Lourdes abgebildet war. So hatte ich meine Antwort bekommen.

Als unser Bus die Ortstafel von Lourdes passierte, steigerten sich meine Bauchschmerzen ins Unermessliche. Nie zuvor war es dermaßen schlimm gewesen. Ich dachte: ›Wenn ich hier sterbe, dann ist wenigstens Maria ganz nahe bei mir.‹ Dabei empfand ich fast so etwas wie Frieden.

Am vorletzten Tag besuchte ich mit unserer Gruppe erneut die Grotte, in der die Jungfrau dem Mädchen Bernadette erschienen war. Danach badete ich im heiligen Wasser. Plötzlich wurde ich von einem heftigen Weinkrampf geschüttelt. Die Tränen liefen mir über die Wangen und ich zitterte am ganzen Körper. Und dann geschah das Unfassbare: Von einer Sekunde auf die andere waren meine Schmerzen verschwunden! Seither sind 15 Jahre vergangen und sie sind nie wiedergekommen. Ich bin geheilt! Nach all den Jahren des Leides, der Verzweiflung und Hoffnungslosigkeit erlebe ich diese Gnade. Ich habe Zeugnis abgelegt und nach der vorgeschriebenen Zeit wurde meine Heilung vom ärztlichen Büro in Lourdes anerkannt. Ich bin auch im Besitz von Briefen zweier Päpste – Johannes Paul II. und Benedikt XVI. –, die mir gratulierten.

Als Dank für meine Heilung errichte ich in meinem Heimatort Lambertsberg eine kleine Grotte. Darin steht eine Marienstatue aus Lourdes, die immer mit Blumen geschmückt ist. Darunter ließ ich eine Tafel anbringen, auf der steht: ›Maria sei Dank‹ und mein Name. Heute hängen dort 16 Danktafeln von verschiedenen Menschen, die in der einen oder anderen Art Heilung erfahren haben. Für den Bau der Grotte wurden sechs kleine Steine vom Kreuzweg in Lourdes und Platten vom Grab meiner Eltern verwendet. Das ist ein sehr schönes Gefühl für mich.

Ich leide auch an Diabetes, wogegen ich vier Mal täglich Insulin spritzen musste. Heute ist es viel besser und der Arzt meint, dass ich eventuell in Kürze gar nichts mehr brauche.

Ich spreche noch immer täglich mit Maria und erhalte jedes Mal Antwort. Es ist dann, als ob sich ihre Stimme von innen heraus bildet, und ich kann sie ›hören‹.

Und noch ein wundervolles Geschenk habe ich in Lourdes erhalten: Ich bin dort meinem zweiten Mann begegnet und wir führen eine großartige Ehe. In diesem Jahr feiern wir unseren zehnten Hochzeitstag.«

Medjugorje

Am 24. Juni 1981 erschien die Muttergottes in dem kleinen Ort Medjugorje in Bosnien-Herzegowina. Sie gab sich einer Gruppe von Kindern zu erkennen und vermittelte ihnen in der Folge Botschaften und Geheimnisse. Einigen der heute Erwachsenen erscheint sie noch immer.

Inzwischen ist aus dem völlig unbekannten Medjugorje ein weltbekannter Wallfahrtsort geworden. Manche Menschen suchen dort Heilung von körperlichen Leiden, andere wollen im Herzen gesund werden.

Für viele bedeutete der Aufenthalt in Medjugorje eine komplette Veränderung ihres bisherigen Lebens. Sie verlassen ihren weltlichen Beruf, um sich einem geistlichen Leben zu widmen, finden ihren spirituellen Weg oder versöhnen sich nach langer Zeit wieder mit ihren Familien. Und eine große Zahl von Kranken wird auch tatsächlich geheilt.

Die enorme Anziehungskraft von Medjugorje erklärt sich vielleicht auch dadurch, dass die Menschen, denen die Muttergottes erschienen ist, noch leben. Sie treten in Kirchen immer wieder öffentlich auf, und so kann jeder, der möchte, »dabei« sein. Ich selbst besuchte einmal den Wiener Stephansdom, als eine der Seherinnen dort zu Gast war. Die Menge derer, die ihr zuhören wollten, war kaum zu überschauen.

Bei der Fahrt nach Medjugorje machte mir die enge und kurvenreiche Bergstrecke zu schaffen. Meine Freundin Babsi und ich waren am Morgen von dem Küstenort Markaska ins Landesinnere aufgebrochen. Eigentlich hatte ich das Appartement gar nicht verlassen wollen, da ich an einer Migräne litt, die sich unterwegs noch verstärkte.

Nach gefühlten 100 Stunden erreichten wir die Grenze von Bosnien-Herzegowina. Ein Grenzbeamter, der aussah wie drei wilde Bären, verlangte unsere Pässe und die grüne Karte. Mit Entsetzen fiel mir ein, dass ich das gute Stück auf dem Tisch im Appartement liegen gelassen hatte. Seine Aussage war klar: Keine grüne Karte, keine Einreise. Die dazugehörige Handbewegung ließ auch keine Interpretationsmöglichkeit offen: Umdrehen und zurückfahren. Dann stellte er sich mit verschränkten Armen vor seinen Schlagbaum. Babsi und ich verlegten uns auf Betteln. Die Vorstellung, die Serpentinenstrecke zurückfahren zu müssen, ohne Medjugorje gesehen zu haben, war absolut schrecklich. Aber der Bärenmann blieb unerbittlich.

Ich verstand nicht, was er sagte, aber das war auch nicht

nötig. »Nein – nichts geht mehr« ist international. Mein Kopf dröhnte, ich hatte Durst und ich war verzweifelt. Also begann ich zu weinen. Zu meinem größten Erstaunen wies der Grenzposten plötzlich Anzeichen von Panik auf, und er gab die Straße frei. Bis heute weiß ich nicht genau, was den Sinneswandel bewirkte – die heulende Frau, von der womöglich ein größerer Nervenzusammenbruch mit Unannehmlichkeiten zu befürchten war, sein wiederentdecktes Bärenherz oder das Eingreifen der Gospa, wie die Muttergottes von Medjugorje auf Kroatisch genannt wird. Auf jeden Fall rollten wir kurz danach durch den Ort.

Ich müsste lügen, wenn ich sagen würde, dass dieses Städtchen besonders einladend aussieht. Alles ist irgendwie grau, karg und überfüllt. Lourdes hat trotz Massentourismus einen gewissen Charme, der für mich hier nicht spürbar war.

Wir besuchten die Erscheinungsorte. Ich saß vor der Muttergottesstatue und stellte mir vor, wie hier vor Jahren ein paar Kinder einer weiblichen Gestalt »begegneten«. Niemand konnte damals ahnen, dass dieser unscheinbare Ort später Menschen aus aller Herren Länder anziehen würde.

Und plötzlich veränderte sich die Szenerie. Etwas lag in der Luft, was ich nicht deuten konnte. Ich weiß nur, dass ich sitzen bleiben und nie mehr aufstehen wollte. Ich schloss die Augen und wieder kamen mir die Tränen. Es begann zu regnen, aber das störte mich nicht. Nach wie vor hatte ich heftige Kopfschmerzen, aber ein sonderbarer Friede erfüllte mich. War das die Magie von Medjugorje, die so viele Besucher spüren?

Ich kaufte dann noch einen türkisfarbenen Rosenkranz, der so lange überlebte, bis meine Hündin Gioia ihn für sich entdeckte. Da geschah das nächste Wunder: Obwohl sie ihn Perle für Perle aufgefressen hatte, kam er nie wieder zum Vorschein. Der Tierarzt und ich standen vor einem Rätsel. Das können Sie nun interpretieren, wie Sie wollen. Ich freue mich auf jeden Fall auf meine nächste Reise nach Medjugorje. Denn ich will noch einmal hinfahren – diesmal mit mehr Zeit, dem Wunsch nach einem neuen Rosenkranz und ohne Migräne.

Welches Leben erwartet einen jungen Menschen, der schon früh Berühmtheit erlangte, weil ihm in der Kargheit einer Gebirgslandschaft die Madonna erschien? Wie lebt er seinen Alltag, wenn die Muttergottes auch heute noch jeden Tag »vorbeikommt«? Kann solch ein Mensch schlecht aufgelegt sein? Darf er einmal fluchen, wenn alles danebengeht? Oder läuft ohnedies immer alles gerade? Stehen die Seher je vor der Frage, ob sie ihren Partner betrügen oder verlassen sollen? Haben sie irgendwo einen Platz, an dem sie einfach Mensch sein können und nicht »Heilige« sein müssen? Erzeugt solch ein Leben Druck oder tiefe Befriedigung?
Ich gebe zu, dass mich die Antwort auf diese Fragen sehr interessieren würde. Wie es so schön heißt: Einmal Psychologin, immer Psychologin. Vielleicht ergibt sich ja eines Tages die Gelegenheit nachzufragen.
Wer sind die Seher von Medjugorje?
Da ist zum einen Mirjana Dragicevic-Soldo, geboren 18. März 1965. Sie schloss ein Studium ab, heiratete Marko Soldo und ist Mutter von zwei Kindern. Mirjana lebt und arbeitet in Medjugorje und hat nun, im Erwachsenenalter, an ihrem Geburtstag die Erscheinung der Muttergottes. Die Gospa hat ihr zehn Geheimnisse anvertraut und dabei gesagt: »Mirjana, ich habe dich auserwählt und dir alles gesagt, was notwendig war. Ich sagte dir auch viel Grauenhaftes, das du würdig tragen sollst. Denke daran, wie viel Tränen ich deswegen

vergieße.« Diese Geheimnisse sollen zu einem bestimmten Zeitpunkt veröffentlicht werden.

Ivanka Ivankovic-Elez wurde am 21. Juni 1966 geboren. Sie war die Erste, die die Gospa gesehen hat. Bis 1985 kam sie täglich, danach nur noch am 25. Juni eines jeden Jahres. Sie hat Ivanka viel über die Zukunft der Welt und der Kirche erzählt. Auch Ivanka darf darüber noch nicht sprechen. Sie ist mit ihrer Jugendliebe verheiratet, hat drei Kinder und lebt in Medjugorje.

Vicka Ivankovic-Mijatovic, geboren am 3. September 1964, lebt ebenfalls in Medjugorje, ist verheiratet und hat ein Kind. Die Gospa hatte sie gefragt, ob sie bereit sei, Leiden auf sich zu nehmen, und sie hatte das bejaht. In der Folge litt sie an häufigen Ohnmachtsanfällen, heftigem Erbrechen und Komazuständen. Allerdings hatte Maria ihr auch mitgeteilt, dass ihre Krankheiten am 25. September 1988 enden würden. Vicka schrieb bereits am 4. Februar 1988 einen Brief, in dem sie Pater Janko Bubalo von diesem Datum berichtete. Sie hat noch immer tägliche Erscheinungen.

Ivan Dragicevic wurde am 25. Mai 1965 geboren. Er wollte Priester werden, entschied sich dann aber dagegen. Als einzigem der Seher wurde ihm von der Gospa angeboten, die eigene Zukunft zu schauen. Zunächst lehnte er ab, stimmte dann aber zu. Er spricht nie darüber, was er erfahren hat. Immer noch erscheint ihm die Gospa täglich, und Ivan sagt darüber: »Ich frage mich bei jeder Tätigkeit, ob die Muttergottes mit mir zufrieden ist.« Er ist verheiratet, hat drei Kinder und lebt in den USA und in Medjugorje.

Marija Pavlovic-Lunetti, geboren am 1. April 1965, hat ebenfalls noch tägliche Begegnungen mit der Gospa und weiß von neun Geheimnissen. 1988 spendete sie ihrem Bruder eine Niere. Auf die Frage eines Reporters, ob sie sich schon einmal verliebt habe, antwortete sie als junges Mädchen: »Ja, in Jesus Christus.« Sie ist verheiratet, hat vier Kinder und lebt in Italien und Medjugorje.

Jakov Colo wurde am 6. März 1971 geboren. Seine Eltern starben früh und er wuchs in der Obhut von Verwandten auf. Bis zum 12. September 1998 hatte er tägliche Erscheinungen. An diesem Tag vertraute ihm die Gospa das zehnte Geheimnis an und teilte ihm mit, dass er für den Rest seines Lebens immer am 25. Dezember eine Begegnung mit ihr haben würde. Jakov ist verheiratet und hat drei Kinder.

Zum ersten Mal in der Geschichte von Erscheinungen hatten die Wissenschaftler die Möglichkeit, dieses außergewöhnliche Phänomen unmittelbar zum Zeitpunkt des Geschehens zu untersuchen. Jeweils ein französisches, ein italienisches und ein internationales Ärzteteam unterzogen die Seher allen nur möglichen körperlichen und psychologischen Testverfahren. »Heute wollen sie einen neuen Test machen, morgen wieder einen anderen«, hat Ivanka dazu bemerkt. »Worauf soll das hinauslaufen? Wir sind keine Meerschweinchen.«

Die Ergebnisse lauteten immer gleich: Die Seher sind in jeder Hinsicht ausgeglichene Personen ohne erhöhten Drang zur Selbstdarstellung. Körperliche Untersuchungen ergaben, dass die Ekstasen während der Erscheinungen nicht simuliert waren und nicht willentlich hervorgerufen wurden. Die Aussage der Ärzte lautet: »Die Seher erleben die Ekstasen tatsächlich.«

Damit schlossen die Mediziner einen Betrug aus, merken aber auch an, dass »sie keine wissenschaftliche Bezeichnung kennen, die geeignet wäre, dieses Phänomen zu benennen«. Der Leiter des französischen Teams beendet seinen Bericht mit folgender Aussage: »Wir neigen dazu, das Phänomen als intensives Gebet zu betrachten. Es mag sich um einen Zustand der Kontemplation mit einer Person handeln, die nur sie [die Seher] sehen, hören und berühren können.«

Die katholische Kirche hat Medjugorje bisher nicht anerkannt, weil die Übernatürlichkeit der Phänomene nicht feststeht. Das heißt: Es steht nicht fest, ist aber auch nicht ausgeschlossen. Außerdem wird es kein Urteil der Kirche geben, solange die Phänomene andauern. Das bedeutet, dass es zwar keine offiziellen Wallfahrten gibt, die Pilger aber trotzdem geistlich betreut werden.

Worüber spricht die Gospa mit den Sehern? Die Mitteilungen der Gottesmutter enthalten klare Anweisungen im Sinne des katholischen Glaubens: Gebet, Heilige Messe, Versöhnung, Fasten an Mittwochen und Freitagen, Hingabe an Gott. Immer wieder betont die Gospa den Frieden, der durch Umkehr und Heiligkeit erreicht wird. Thomas Müller schreibt in seiner Diplomarbeit »Medjugorje«: »Nach den Botschaften ist Heiligkeit eine Gabe Gottes, die es gilt, im Leben umzusetzen. Das Ziel ist, vollkommen zu sein, wie es auch der himmlische Vater ist.«

Aus Medjugorje werden drei Arten von Wundern berichtet. Zum einen sind dies die Heilungen. Über 500 Heilungen haben hier stattgefunden, wobei die tatsächliche Zahl wahrscheinlich höher liegt. Noch gibt es keine zentrale Stelle, die die Berichte dokumentiert und sammelt.

Ein besonders beeindruckendes Beispiel aus jüngerer Vergangenheit ist die Heilung von Diana Basile. Die Italienerin litt viele Jahre lang an Multipler Sklerose. Die Krankheit schritt immer weiter fort. Diana konnte sich ohne Hilfe nicht bewegen und war seit 1972 auf einem Auge blind. Am 23. Mai 1984 wurde sie mit dem Rollstuhl nach Medjugorje gebracht, wo sie zu Beginn der abendlichen Erscheinungen eine vollständige Heilung erlebte. 25 Mediziner bezeugten, dass diese Heilung nicht auf ärztliche Behandlung zurückzuführen ist. Diana Basile: »Als die jungen Leute sich hinknieten, hörte ich ein starkes Geräusch. Dann kann ich mich an nichts mehr erinnern außer an eine unbeschreibliche Freude und dass ich einige Episoden aus meinem Leben wieder sah, die ich vergessen hatte. Am Ende der Erscheinungen ging ich gerade wie alle anderen und kniete ganz normal nieder.«

Am Abend stellte Diana fest, dass ihre Inkontinenz verschwunden war und sie auf dem rechten Auge wieder völlig normal sehen konnte. Am nächsten Tag legte sie aus Dankbarkeit den 10 Kilometer langen Weg von Ljubuski nach Medjugorje barfuß zurück. Thomas Müller berichtet in seiner Diplomarbeit über diesen Fall und schreibt, dass die Heilung nach über 20 Jahren noch immer andauerte.

Der Autor Peter Zimmermann hat in seinem Buch »Gnadengeschenke« spektakuläre Fälle von Heilungen veröffentlicht. In Medjugorje wurden demnach Menschen von folgenden Erkrankungen geheilt: Hautkrebs, Blindheit, Lupus Nephritis (Nierenentzündung), Zertrümmerung eines Lendenwirbels, bösartiger Lebertumor, Drogensucht, Nierenkrebs, Angina pectoris, zerstörter Gehörnerv, Allergien, Alkoholmissbrauch und vieles mehr.

Die zweite Art von Wundern sind die Bekehrungen. Viele Menschen fanden laut eigener Aussage durch Medjugorje zum katholischen Glauben. Sie traten wieder in die Kirche ein, konnten das erste Mal eine befriedigende Beziehung zu Gott aufbauen oder wandten sich einem geistlichen Leben zu. Rund um die Welt entstanden Gebetsgruppen, Medjugorje-Zeitschriften werden herausgegeben und Wallfahrten organisiert.

Die dritte Art Wunder sind Lichtphänomene. Immer wieder erzählen Menschen von eigenartigen Phänomenen, die sie in Medjugorje beobachtet haben. Zu diesen Begebenheiten zählen seltsame Bewegungen der Sonne, Lichtspiele auf dem Kreuzberg, Erscheinungen der Muttergottes und Schriftzüge am Himmel. So sahen Pater Jozo und weitere 150 Menschen am 10. August 1981 in großen roten Buchstaben das Wort »Mir« (Frieden) über sich aufleuchten. Der deutsche Journalist Stefan Teplan, der sich im Oktober 1985 beruflich in Medjugorje aufhielt, berichtet, wie er, sein Kollege und hunderte von Pilgern ein Sonnenwunder erlebten: »Ohne Reizung der Augen konnten wir etwa eine Viertelstunde in die Sonne sehen, die sich um ihren eigenen Mittelpunkt drehte, größer und kleiner wurde. Ihre Ränder wirkten dabei wie glühende Feuerreifen und vielfach heller als sonst. Es schien mir, als würde sie auf mich zurasen, dann glitt sie wieder weiter weg, dann änderte sich die Farbe der Strahlenbündel, die sie um sich zu werfen schien. Ich dachte nur: »Man kann vielleicht die Seher zu Schwindlern und Schauspielern machen. Aber niemand kann die Sonne manipulieren.« Und die Sakristeischwester Marina Ivnkovic beschreibt die Erscheinung der Gospa in der Kirche von Medjugorje vor mehreren tausend Pilgern: »Die Szene war zutiefst beeindruckend und hinterließ in mir keinerlei Zweifel an der Gegenwart der Muttergottes.« Mary Craig schreibt in ihrem Buch »Das Geheimnis um die Madonna von Medjugorje«: »Am 5.9.1984 befand sich Louis Desrippes aus Bordeaux außerhalb der Kirche. Er blickte zum Krizevac (dem Berg, auf dem die ersten Marien-Erscheinungen stattfanden) empor und war äußerst verwundert, als er plötzlich sah, wie das Kreuz verschwand. Der untere Teil verwandelte sich in eine Kugel und wurde von der verschwommenen Silhouette einer Frau überragt. Es gelang ihm, die letzten beiden Minuten dieses Ereignisses aufzunehmen, das eine halbe Stunde gedauert hatte. Unerwarteterweise brachte der Film eine Bestätigung: Er zeigte die Kugel sowie eine sich drehende Silhouette.« Mary Craig meint, dass es natürliche Erklärungen für diese Vorkommnisse geben könnte, die aber bis jetzt nicht gefunden wurden.

»Ich wurde in Medjugorje geheilt.«

Ein wunderschönes Haus mit einem traumhaften Blick in die Weite der Landschaft. Dort treffe ich den 61-jährigen Alfred Ofner, der in der Kirche von Medjugorje eine unglaubliche Heilung von Morbus Sudeck erlebt hat.

Morbus Sudeck ist eine äußerst schmerzhafte Erkrankung einer oder mehrerer Gliedmaßen, die im Endstadium infolge von Versteifungen sowie geschrumpfter Haut, Sehnen und Muskeln zum völligen Funktionsverlust des betroffenen Körperteils führt. Immer noch tief bewegt und glücklich erzählt Alfred Ofner mir seine Geschichte: »Im Februar 2004 stürzte ich von einer Leiter und erlitt dabei einen vierfachen Bruch des linken Handgelenks. Der Bruch heilte gut, aber ich hatte dennoch unerträgliche Schmerzen. Und dann stand fest: Ich war an Morbus Sudeck erkrankt.

Mein Handgelenk und meine Finger versteiften zunehmend, waren entzündet und geschwollen. Ich litt unter ständigen Knochenschmerzen und konnte meine Arbeit als Bauer und Bezirksfeuerwehrkommandant nicht mehr ausüben. Ich war ständig auf die Hilfe anderer angewiesen.

Nach zwei Jahren intensiver Behandlungen und Krankenhausaufenthalte war klar, dass ich mit dieser Behinderung würde leben müssen: Ich war zu 30 Prozent invalide. Täglich musste ich elf Tabletten einnehmen, um die furchtbaren Schmerzen zumindest erträglich zu halten.

Anfang April 2006 fuhr ich nach Medjugorje, um für meine krebskranke Schwester Irmgard zu beten. Am 10. April betrat ich die Kirche und setzte mich auf eine der hinteren Bänke. Plötzlich spürte ich in meinen Ohren ein Sausen und Hämmern. Ich bekam starke Kopfschmerzen und ein unerträglicher Druck schnürte mir die Brust ab. Ich befürchtete einen Schlaganfall oder Herzinfarkt und meine Panik wurde immer größer. Plötzlich hörte ich eine innere Stimme, die fragte: ›Bist du zum Sterben bereit?‹

Mit einem Mal wurde ich ruhig. Gab es einen besseren Ort, um nach Hause zu gehen, als hier? Also bejahte ich diese Frage. Mit einem Mal – ich weiß nicht wie – sah ich von oben meinen geöffneten Brustkorb und das Herz darin. Da begann ich zu weinen. Doch dann hatte ich plötzlich das Gefühl, als ob jemand einen Schalter umgelegt hätte. Zu meinem größten Erstaunen waren die Knochenschmerzen, die mich seit dem Unfall immer begleitet hatten, verschwunden. Ich konnte zusehen, wie binnen Sekunden auch die Schwellungen am Handrücken und den Fingern zurückgingen. Meine Hand war nicht nur wieder voll beweglich, sondern sah auch aus wie vor meiner Erkrankung! Ich schätze, dass das ganze Geschehen nicht länger als zwei Minuten gedauert hat. Fassungslos fragte ich: ›Muttergottes, warum ich? Ich bin doch für meine Schwester da.‹

Bis 22:00 Uhr saß ich in der Kirche und betete. Mir war schon zu diesem Zeitpunkt klar, dass diese Heilung von Dauer sein würde und dass ich in Zukunft mein Leben Maria weihen wollte. Laut sage ich: ›Muttergottes, du nimmst mich an deine Hand und gehst mit mir. Mein Leben gehört dir.‹ Ich fühle mich auch seither immer zutiefst beschützt und geleitet.

Am nächsten Tag ging ich auf den Kreuzberg, um danke zu sagen. Der Weg war äußerst glitschig und mir wurde bewusst, dass ich mich, wenn ich ausrutschte, mit der *linken* Hand abstütze. Ich war fassungslos. Jahrelang hatte ich nicht einmal eine Zeitung halten können, und nun war alles wie vor dem Unfall.

Als ich nach Hause kam, waren alle sehr beeindruckt. Aber außer mir dachte niemand, dass diese Heilung anhalten würde. Ich ging ins Krankenhaus, um den Ärzten von den außergewöhnlichen Vorfällen zu erzählen. Dabei stellte sich Unglaubliches heraus: Die Röntgenbilder waren unverändert schlimm, aber alle Beschwerden waren wie weggeblasen. Das ist bis heute so geblieben. Ich hebe nun mit Leichtigkeit 50 Kilogramm und kann alle anfallenden Arbeiten verrichten. Trotzdem kehrte ich nicht in meinen Beruf als Feuerwehrmann zurück. Ich fühlte, dass eine andere Aufgabe auf mich wartete.

Im November 2006 starb meine Schwester. Ich hatte den tiefen Wunsch, noch einmal nach Medjugorje zu fahren. Und dort wusste ich plötzlich mit innerer Gewissheit: ›Mein Weg ist die Krankenhausseelsorge.‹ Ganz genauso ist es dann gekommen. Meine Frau Lucia unterstützt mich in jeder Weise und besuchte sogar gemeinsam mit mir den dafür nötigen Theologischen Kurs der Erzdiözese Wien.

Ich frage mich oft, warum gerade ich so eine wunderbare Heilung erleben durfte. Ich denke, dass die Muttergottes Fürsprache für mich geleistet hat und dass Gott mir noch einen ›Job‹ übertragen wollte. Aber das ist natürlich nur meine Interpretation. Auf jeden Fall nehme ich seit vier Jahren keine Medikamente mehr, bin völlig gesund und glücklich.

Ich habe mir für den Rest meines Lebens Folgendes vorgenommen:

- Ich gebe Gott den obersten Stellenwert.
- Ich beende den Tag mit einem ›Danke‹.
- Ich folge meiner Berufung und bringe den Menschen Hoffnung, Zuversicht und Glauben.
- Ich sage meiner Frau jeden Tag ›Ich liebe dich‹ (meine Frau meint allerdings, das sei noch ausbaufähig!).«

Maria erscheint. Erscheint Maria?

Ich weiß nicht, was an den Orten der Erscheinungen tatsächlich geschehen ist. Grundsätzlich halte ich für möglich, dass sich genau das ereignet hat, was die Sehenden berichteten. Ich habe auch keinerlei zwanghafte Ambitionen, das Gegenteil zu beweisen, trotzdem mache ich mir dazu ein paar Gedanken.

Ich glaube nicht, dass die Frage »Ist die Jungfrau Maria tatsächlich vom Himmel heruntergekommen, um in Lourdes, Fatima, Medjugorje oder vielen anderen Orten zu erscheinen?« sich wirklich klären lässt. Es kann sein, dass sie genau das getan hat. Aber möglicherweise – nur möglicherweise – haben sich auch andere Dinge abgespielt:

- Vielleicht hat sich *etwas* manifestiert, das aus dem »Unterbewusstsein« der jeweiligen Person entstanden ist. Wenn es so war, ist das spektakulär genug und sollte keinesfalls abgewertet werden.

- Die Quantenphysik sagt uns, dass es so etwas wie Zeit und Raum eigentlich gar nicht gibt. Könnte also die Maria aus der »Vergangenheit« in der »Gegenwart« aufgetaucht sein?

- Sind Naturgeister für die Erscheinungen verantwortlich? Paracelsus, Arzt, Astrologe, Mystiker und Philosoph, war von der Existenz solcher Naturgeister überzeugt und auch davon, dass sie sich den Menschen zeigen können.

- Wäre es möglich, dass sogar Ufos hinter den Erscheinungen stecken? In Fatima besagt die Überlieferung, dass die Jungfrau den Kindern Lucia dos Santos, Francisco Marto und seiner Schwester Jacinta zwischen dem 13. Mai und dem 13. Oktober 1917 jeweils am 13. des Monats im Talkessel Cova da Iria erschienen ist. Die Kinder sahen zunächst eine leuchtende Gestalt über einer Eiche schweben, die sie später als »schöne Dame« beschrieben. Ufologen sehen die Erscheinung in Fatima unter dem Aspekt, dass am 13. September 1917 dreihundert Menschen Zeuge wurden, wie sich zuerst eine leuchtende Kugel auf der berühmten Eiche niederließ. Außerdem wurden die Aussagen der Kinder untersucht, und dabei stellte sich angeblich heraus, dass die Kleidung der Erscheinung einem wattierten Raumanzug glich. Was geschah nun in Fatima? Erschien die Jungfrau, eine Dame vom Mars oder haben die Geschehnisse eine ganz andere Erklärung? Tatsache ist, dass die katholische Kirche am 13. Oktober 1930 die Ereignisse als authentisch anerkannte.

- Der berühmte Schweizer Psychiater C. G. Jung beschäftigt sich in seinen Schriften auch mit Marien-Erscheinungen. Jung teilt das Unterbewusstsein in einen persönlichen Teil und in einen Bereich, den er das »kollektive Unbewusste« nennt. Das ist jene Abteilung der Psyche, deren Inhalte sich bei allen anderen Menschen auch finden. So ist zum Beispiel der Archetypus einer »großen Mutter« oder einer »weisen Frau« in allen Kulturen überliefert. Diese Inhalte sind so stark, dass sie zu bestimmten Zeitpunkten das Bewusstsein regelrecht überfluten können. Geschah das in dem Augenblick, als die Erscheinungen sich zeigten?

- Laut C. G. Jung hat Gott in die Seele jedes Einzelnen auch eine transzendente Funktion gelegt, durch die er in den Menschen eintritt und mit ihm kommuniziert. So empfängt der Mensch die Impulse Gottes.

- Haben die Orte, an denen die Erscheinungen stattfanden, eine bestimmte Qualität? Gibt es dort Wasseradern, Erdstrahlen oder andere Phänomene, die, aus welchen Gründen auch immer, die Vorkommnisse begünstigen?

Ich möchte festhalten, dass es mir nicht darum geht, mystische Geschehnisse zu entzaubern. Obwohl ich nicht katholisch bin, war ich in Lourdes tief beeindruckt. Ich kann aber beim besten Willen nicht sagen, warum. Empfand ich deswegen so, weil ich die »Vorgeschichte« kannte? Lag es an einer ganz bestimmten Ausstrahlung von Freude, die viele Menschen dort hatten? An der Magie des abendlichen Singens beim Lichterzug? Oder spürte ich die besondere Atmosphäre eines Ortes, an dem sich vor langer Zeit etwas Überirdisches ereignet hat?

Für mich ist es allerdings schon wunderbar, wenn »irgendetwas« oder »irgendjemand« bewirkt, dass Menschen sich nach innen wenden, auf ihre spirituellen Wurzeln besinnen oder die Verbindung zu einem großen Ganzen fühlen. Was auch immer an Orten wie Lourdes, Medjugorje oder jedem anderen Erscheinungsort wirklich geschehen ist – die Folgewirkungen sind bereits Wunder: Kranke wurden geheilt, Gesunde fühlen sich erfüllt oder haben wichtige Lebensveränderungen vorgenommen. Und es gibt unzählige Berichte von Menschen, die zu einem Glauben gefunden haben, der ihnen Kraft gibt. Vor diesem Hintergrund habe ich mich trotzdem gefragt, warum eigentlich meist die Mutter Jesu auf Erden erscheint. Warum nicht Jesus selbst, sein Dad oder einer von den anderen Verwandten? Das meine ich jetzt keinesfalls respektlos, sondern ehrlich. Hat die Muttergottes einfach Zeit und die anderen sind beschäftigt? Wird sie von Gottvater beauftragt, seine Botschaft unter die Menschen zu bringen? Hat sie womöglich gar Sehnsucht nach uns Menschen? Fragen über Fragen, die sich wohl nicht so einfach beantworten lassen.

Die Autorin Monika Hauf setzt sich in ihrem Buch »Marien-Erscheinungen« ausführlich mit dem Thema auseinander. Sie hat nicht nur sämtliche bekannteren und zumindest mir bisher unbekannten Erscheinungen durch die Jahrhunderte beschrieben, sondern formuliert auch Fragen, die manche als ketzerisch empfinden mögen: Etwa, warum Maria bei ihren Erscheinungen so häufig auf das Weltenende hinweist, seltener aber konkrete Hinweise gibt, wie wir unser Leben besser gestalten können. Oder warum Maria bei einer ihrer Erscheinungen für den Mantel ihrer Statue einen ganz bestimmten Stoff fordert. Monika Hauf räumt auch mit einigen Irrtümern auf, etwa dem, dass die Muttergottes nur Christen und insbesondere Katholiken erschienen sei. Dem widerspricht die gut dokumentierte Erscheinung von Zeitoun in Ägypten, wo sich Maria zuerst vor Moslems zeigte. In Zeitoun gibt es eine große Zahl beglaubigter Heilungen. Die Marien-Erscheinungen dort wurden erstmals konfessionsübergreifend anerkannt: vom Koptisch-Orthodoxen Patriarchat in Kairo, dem katholischen Patriarchen, vom Leiter der evangelischen Kirche

Ägyptens. Und sogar die ägyptische Regierung gab die amtliche Bestätigung.

Neun von 420 Marien-Erscheinungen des 19. und 20. Jahrhunderts hat die Kirche bisher als echt anerkannt.

Was auch immer an den Erscheinungsorten geschah – viele Menschen auf der ganzen Welt werden davon berührt. Das geschieht meiner Meinung nach weniger wegen der Botschaften, die in ihrer Schlichtheit eher enttäuschend sind. Denn schließlich enthält jede Religion in ihrer Lehre die Aufforderung zu beten, Buße zu tun und bestimmte Regeln einzuhalten. Ganz persönlich vermisse ich in den von der Gottesmutter überlieferten Botschaften die Aufforderung, sich selbst zu lieben. Liebe dich selbst und deinen Nächsten genauso – gibt es ein besseres Mittel, um Frieden auf die Welt zu bringen?

Ich glaube, dass unser Berührtsein von den Marien-Erscheinungen darin begründet ist, dass die Begegnung mit dem Göttlichen an einem Ort leichter fällt, der schon einmal Besuch von »oben« hatte. Dort ist es für uns einfacher, uns zu öffnen und Dinge für möglich zu halten, an denen wir bislang gezweifelt haben – auch das Wunder der Heilung. Grundsätzlich kann Heilung jedoch immer geschehen. Denn Gott, Jesus oder seine Mutter halten sich nicht nur an bestimmten Orten auf. Sondern überall.

Wenn Menschen Heilung vermitteln

Ich möchte im Folgenden von einigen Heilern und Heiligen berichten, durch die viele Menschen Heilung erfahren haben. Obwohl mich jede einzelne dieser Personen auf ihre Weise fasziniert, möchte ich mit meiner Auswahl dennoch keine wie auch immer geartete Empfehlung aussprechen. Machen Sie sich bitte Ihr eigenes Bild und versuchen Sie zu erspüren, ob jemand davon eine Brücke zu Ihrer eigenen Heilung sein kann.

Pater Pio von Pietrelcina: »Ich bin nur ein einfacher Mönch, der betet.«

»Sta' di buon animo! Colui che apre le ferite saprà anche richiuderle e rimarginarle. E molto bene.«
»Bleib frohen Mutes! Derjenige, welcher die Wunden öffnet, weiß auch, wie er sie wieder schließt und heilt. Und das ist wunderbar.«

Wer war dieser Kapuzinermönch aus dem Orden des heiligen Franz von Assisi, der so wunderschöne Worte fand? Er lebte in einem Kloster am italienischen Gargano, und erstaunliche Phänomene begleiteten ihn ein Leben lang: Stigmata an Händen, Füßen und Brust, die er über 50 Jahre trug und durch die er täglich einen Liter Blut verlor; die Fähigkeit, an zwei Orten gleichzeitig gesehen zu werden, als unheilbar geltende Kranke zu heilen und sich mit Rosenduft bemerkbar zu machen, unabhängig davon, ob er körperlich anwesend war. Und damit nicht genug: Wer heute – über 40 Jahre nach seinem Tod – zu ihm betet oder Hilfe erfleht, kann genauso geheilt werden wie zu seinen Lebzeiten.

In Italien wurde der Mönch wie ein Heiliger verehrt, obwohl ihm von seiner Kirche über lange Zeit der Kontakt zu den Gläubigen verboten wurde. Von überall her kamen die Menschen, um ihm nahe zu sein, Heilung für sich oder Angehörige zu erbitten oder um für ihre Gesundung zu danken. Auch der spätere polnische Papst Wojtyla hatte während seiner Studienzeit in Rom bei Pater Pio gebeichtet und verehrte ihn seit jener Zeit zutiefst.

Pater Pio starb 1968 im Alter von 81 Jahren. 1999 wurde er seliggesprochen; am 16. Juni 2002 erfolgte vor 400 000 Menschen aus aller Welt am Petersplatz in Rom seine Heiligsprechung durch Papst Johannes Paul II. Der Grund für diese schnellste Heiligsprechung in der Geschichte der Kirche war ein medizinisches Wunder, das Pater Pio zugeschrieben wurde: Der damals achtjährige Arztsohn Matteo Collelo war an einer Hirnhautentzündung erkrankt und lag tagelang im Koma. Seine Eltern baten darum, in der ehemaligen Zelle von Pater Pio und vor seinem Grab beten zu dürfen. Und der kleine Matteo wurde gegen die Prognose der Ärzte wieder vollkommen gesund. Er ist inzwischen ein junger Mann und sein Vater arbeitet als Arzt im Krankenhaus »Casa Sollievo della Sofferenza«, das Pater Pio gegründet hat. Das »Haus zur Linderung des Leidens« ist heute eine Klinik mit 1200 Betten, die zu den am besten ausgestatteten in Süditalien zählt.

Viele Autoren haben über Pater Pio geschrieben. Eines der

besten Bücher über den »Engel vom Gargano« stammt von der deutschen Autorin Ingrid Malzahn. Monatelang sammelte sie Informationen für ihr Buch »Pater Pio von Pietrelcina«. Sie selbst stieß »zufällig« auf ein Büchlein über ihn, als sie wegen ihres Rückenleidens bettlägerig und tief verzweifelt war. Durch die Gebete zu Pater Pio besserten sich ihre Beschwerden. Später begab sie sich auf die Spuren des Mönches und verhalf durch ihre umfangreiche Recherche seiner Persönlichkeit zu neuer Bekanntheit.

In eine tiefgläubige süditalienische Familie hineingeboren, hatte der kleine Francesco schon als Kind viel gebetet. Bereits als Zehnjähriger erklärte er seinen verblüffen Eltern: »Ich möchte Mönch werden.« Trotzdem befielen ihn als junger Mann Zweifel, ob dieser Weg der richtige für ihn sein würde. In seinen ersten Jahren im Kloster erkrankte er häufig schwer. Ohnmachtsanfälle, hohes Fieber, Erbrechen und rätselhafte Schwächezustände machten ihm das Leben fast unerträglich. Immer wieder wurde er zu seinen Eltern nach Hause geschickt, wo er sich dann überraschend schnell erholte.

Die ersten Zeichen seiner Stigmatisierung zeigten sich am 7. September 1910. Tief ins Gebet versunken, hatte er plötzlich eine Vision von Jesus und Maria, die ihm zulächelten. Im selben Moment sah er, wie sich in seinen Handtellern rote Flecken bildeten, die brannten und schmerzten. Auch seine Füße fühlten sich an wie durchbohrt. Zutiefst erschüttert bat er Jesus, diese sichtbaren Zeichen von ihm zu nehmen, erklärte sich jedoch bereit, die Schmerzen aus Liebe zu ihm zu ertragen. Daraufhin verschwanden die Male, aber der Schmerz blieb von da an Pater Pios ständiger Begleiter.

Im Jahre 1918 erschienen die Stigmata erneut, um diesmal für immer zu bleiben. Obwohl der Orden alle Vorkehrungen traf, um das Geschehen geheimzuhalten, verbreitete die Nachricht sich in Windeseile. Der stille Ort San Giovanni Ritondo wurde zum Anziehungspunkt für Gläubige und Neugierige. Pater Pio trug ab dem Zeitpunkt seiner Stigmatisierung braune Halblederhandschuhe, damit seine blutverkrusteten Hände den Blicken anderer entzogen waren.

In Rom wurde ein Erzbischof damit betraut, die Vorgänge am Gargano zu untersuchen. Nachdem er tief beeindruckt Papst Benendikt XV. Bericht erstattet hatte, bemerkte dieser: »Pater Pio ist wohl einer jener außergewöhnlichen Männer, die Gott von Zeit zu Zeit in die Welt schickt, um die Menschen zu bekehren.«

Die Wunden von Pater Pio hörten nie auf zu bluten und waren durch keine Therapie zu heilen. Allerdings entzündeten sie sich auch nie. Weil der Verdacht geäußert wurde, die Wunden könnten aufgrund einer Hysterie entstanden sein, wurden wissenschaftliche Gutachten erstellt. Alle kamen zu dem Schluss, dass die Wunden keinen natürlichen Ursprung hatten. Nur der Pathologe Amico Bignami bezeichnete sie als eine »neurotische Hauterkrankung«.

Pater Pio werden zahlreiche spektakuläre Heilungen zugeschrieben. Hunderttausende Menschen reisten nach San Giovanni Rotondo, täglich erreichten über 10 000 Briefe und hunderte Telegramme das Kloster. Die meisten Bittsteller wollten durch Pater Pio ihre Gesundheit zurückerlangen. Pater Pio betonte immer wieder, dass er nur ein Werkzeug sei und jedes Wunder das Ziel verfolge, die Menschen zu Gott zu führen. Zahlreiche glaubhafte Zeugen haben die Heilungen in Büchern und Schriften dokumentiert.

Einer der spektakulärsten Fälle ist Anna di Giorgi – von ihren Eltern unter den Schutz der stigmatisierten Heiligen Gemma Galgani gestellt und daher Gemma genannt –, die im Jahre

1939 ohne Pupillen geboren wurde. Nachdem ihre Großmutter mit ihr zu Pater Pio gereist war und dieser Gemmas Augen mit dem Kreuzzeichen versehen hatte, erlangte sie die Fähigkeit zu sehen. Obwohl zahlreiche Ärzte versicherten, dass es unmöglich sei, ohne Pupillen zu sehen, blieb Gemmas Sehkraft erhalten. Sie konnte ein normales Leben führen und trat immer wieder öffentlich als Beweis für Pater Pios Fähigkeiten auf.

Pater Pio wurde auch die Fähigkeit zugeschrieben, an mehreren Orten gleichzeitig zu erscheinen. Obwohl er das Kloster von 1918 bis zu seinem Tod im Jahre 1968 nicht mehr verließ, wurde er an vielen Orten der Welt gesehen, um zu heilen, zu ermutigen oder vor Gefahren zu warnen. Die Fähigkeit der Allgegenwart wird darauf zurückgeführt, dass der göttliche Geist sich in einem Menschen so weit ausgedehnt hat, dass er sich – wie Licht durch ein Prisma – an mehrere Orte gleichzeitig projiziert. Als ich für dieses Buch die Erkenntnisse der Quantenphysik recherchierte, fand ich diese alte mystische Idee in der modernen Wissenschaft bestätigt.

Pater Pio starb im Jahre 1968. Er saß in einem Sessel und murmelte ununterbrochen die Worte »Jesus und Maria« vor sich hin. Dann verließ er seinen Körper. Die Stigmata hatten sich schon die Zeit vorher langsam zurückgebildet. Sie waren zwar noch offen, bluteten aber immer weniger. Zehn Minuten nach seinem Tod war die Haut so unversehrt, als sei sie nie verletzt gewesen. Es war ihm vermittelt worden, dass er die Stigmata 50 Jahre tragen würde. Und genauso war es gekommen. Auch um seinen Leichnam rankten sich noch Wunder, etwa, dass dieser 40 Jahre nach Pater Pios Tod ungewöhnlich gut erhalten war.

Rolf Drevermann: »Heilen in Gottes Auftrag«

Warme Augen, eine sonore Stimme und eine Ausstrahlung von Geborgenheit, die seine Besucher umgibt – das zeichnet den deutschen Heiler Rolf Drevermann aus.

Gleich zu Beginn unserer Bekanntschaft schenkt er mir einen weinroten Rosenkranz von Pater Pio, der zart nach etwas Undefinierbarem duftet. Immer wenn er eines unserer Gespräche beendet, sagt er »Seien Sie behütet«. Das klingt schön, und ich freue mich darüber. Drevermann arbeitet im norddeutschen Warendorf und bezeichnet Pater Pio als seinen spirituellen Vater. Viele Kranke – oft auch Menschen, für die medizinisch nichts mehr getan werden kann – erhoffen sich Hilfe von seinen heilenden Händen. Außerdem fährt er mit einem großen Wohnwagen, dem »Pater-Pio-Mobil«, überall dorthin, wohin die Menschen ihn rufen, um von dem verehrten Kapuzinermönch zu erzählen und, wenn möglich, zu heilen.

Seine Berufung fand Rolf Drevermann auf ungewöhnlichen Wegen. Gemeinsam mit seiner Familie führte er lange Zeit zwei Restaurants in Spanien. Eines Tages besuchte eine Urlauberfamilie sein Lokal, die ihm merkwürdig bedrückt erschien. Auf Befragen erfuhr er, dass die Tochter nach einem Unfall an ständigen Schmerzen litt und niemand ihr bisher helfen konnte. Mitfühlend berührte er das Mädchen am Arm. Binnen kurzem waren ihre Schmerzen verschwunden. Am nächsten Morgen stand die Mutter erneut vor dem Lokal und bat Rolf Drevermann eindringlich, ihre Tochter noch einmal zu »behandeln«. Sie habe wieder sehr starke Schmerzen. Rolf war zwar zutiefst verblüfft, erfüllte jedoch die Bitte der Frau. Nach vier Tagen war das Mädchen völlig schmerzfrei. Dieser Vorfall veränderte sein Leben für immer.

Rolf Drevermann ist tief mit dem katholischen Glauben verbunden. Er verehrt die Muttergottes als Vermittlerin zwischen den Menschen und Gott. Um den Hals trägt er einen Rosenkranz, der aus den Steinen des Berges gefertigt wurde, auf dem die Gottesmutter das erste Mal in Medjugorje erschien. In seiner Tätigkeit als Heiler macht Rolf Drevermann keine Versprechungen und rät auch niemandem von schulmedizinischen Behandlungen ab. Er sagt: »Ich kann nur mein Bestes geben, ob eine Heilung stattfindet, entscheidet Gott.«

»Ich wurde durch Rolf Drevermann geheilt.«

Angelika Klimkeit, 44 Jahre alt, ist eine hübsche Frau mit langen, dunklen Haaren und einer rundum positiven Ausstrahlung. Niemand sieht ihr heute mehr an, dass sie seit ihrer Geburt an einer unheilbaren Form von Makuladegeneration litt, einer Augenerkrankung, die normalerweise stetig fortschreitet und zur Erblindung führen kann. Als sie Rolf Drevermann traf, hatte Angelika Klimkeit mit Sehhilfe noch ein Sehvermögen von 58 Prozent – ohne Aussicht auf Besserung.

»Ich sah die Welt um mich nur verschwommen. Konturen und Farben waren matt und unklar – wie durch eine Milchglasscheibe. Nachts konnte ich so gut wie gar nichts sehen. Ich war ständig extrem nervös und unausgeglichen. Schließlich wurde ich aufgrund meiner Augenerkrankung für berufsunfähig erklärt.
Dann erfuhr ich von Rolf Drevermann. Bei der ersten Behandlung legte er mir die Hände auf den Hinterkopf und die Augen. Dieser Bereich wurde plötzlich unerträglich heiß, so

dass ich es keine Sekunde länger aushalten konnte. Das war sehr erstaunlich, denn die Hände von Rolf waren ganz kühl. Ich wurde zweimal täglich behandelt, und langsam konnte ich Konturen besser erkennen. Als ich dann im Supermarkt zum ersten Mal leuchtende Farben sah, war ich so aufgewühlt, dass ich dachte: ›Jetzt kippe ich gleich um!‹ Nach ungefähr 40 Behandlungen von jeweils fünf Minuten stellte ich fest, dass ich mit meinen Kontaktlinsen nicht mehr zurechtkam. Wie denn auch – meine Sehleistung betrug jetzt 80 Prozent!

Mein Leben hat sich seit der unglaublichen Besserung meiner Sehbeschwerden vollständig verändert. Ich habe überhaupt keine Angst mehr und spüre eine Ruhe in mir, die man durch Beruhigungstabletten niemals erreichen kann. Ich weiß auch, dass ich niemals alleine bin – Pater Pio ist immer bei mir.

Heute kümmere ich mit großer Freude um Senioren, die Hilfe brauchen. Ich mache sauber, erledige Wege und bin Ansprechpartnerin für Sorgen und Nöte. Es geht mir so gut wie nie zuvor in meinem Leben.«

Johann Mitterhuber, 50, Drucker, verheiratet, Tegernsee:
»Bevor ich von meiner Krankheit erfuhr, fühlte ich mich schon längere Zeit müde und schlapp. Ich wollte eigentlich nur schlafen. Dann kamen beim Luftholen noch Schmerzen im Bauchraum dazu. Das war so ungewöhnlich, dass ich meinen Hausarzt aufsuchte.

Im Ultraschall zeigte sich, dass die Milz stark vergrößert war. Und dann kam die schlimme Diagnose: Chronische myeloische Leukämie. Das ist eine Krebserkrankung, bei der zu viele weiße Blutkörperchen im Knochenmark gebildet werden. Ich war zwölf Tage im Spital und musste starke Medikamente einnehmen. Für mich war immer klar, dass ich mich auch einer alternativen Behandlung unterziehen würde. Ich hatte nur keine Ahnung, wohin ich mich wenden sollte. »Zufällig« hatte meine Frau zwei Wochen vor meiner Diagnose einen Bericht über Rolf Drevermann im Fernsehen gesehen. Er behandelte damals noch in Ibiza. Für mich war sofort klar – dort möchte ich hin.

Als ich Rolf das erste Mal sah, war ich sofort gefangen von seiner Ausstrahlung. Zuerst erklärte er mir, dass er keine Wunder wirken könne, aber alles versuchen wird, um eine Besserung zu erreichen. Die Behandlung ging folgendermaßen vor sich:

Zuerst sprach er mit voller Überzeugung von Gott, der Gottesmutter Maria, über Glauben und über seinen spirituellen Vater, den Heiligen Pater Pio. Da war mir plötzlich klar, dass diese Behandlung Gott und die Kräfte des Himmels mit einbezieht. Von Pater Pio hatte ich bis dahin noch nichts gehört. Rolf zeigte uns vor der eigentlichen Behandlung jeden Tag einen Filmbeitrag – über Pater Pio und auch über Marien-Erscheinungen in Medjugorje. Diese Filme haben mich einfach umgehauen. Die waren so gut!!

Dann legte ich mich auf eine Liege. Da begann ich Rolfs unglaubliche Präsenz erst so richtig zu spüren.

Als er mich mit seinen Händen berührte, spürte ich in derselben Sekunde, dass da etwas ganz Großes geschieht. Außerdem fühlte ich mich so geborgen und behütet wie nie zuvor in meinem Leben. Während der Behandlung geschahen ganz unglaubliche Dinge. Eine starke Kraft strömte in mich, der Körper fing an zu kribbeln, und mir wurde warm. Ich hatte auch den eigenartigen Eindruck, dass Pater Pio sich im Raum befindet, denn ich sah seine Hände über meinem Kopf. Gleichzeitig roch ich den starken Geruch von Weihrauch. Nur gab es weit und breit keinen Weihrauch. In den folgenden

Tagen nahm ich dann immer wieder auch andere Düfte wahr – von Rosen, Veilchen, Tabak und frisch gebackenem Brot. Das waren für mich unglaublich aufwühlende und bewegende Momente. Von diesem Augenblick an verlor ich meine Todesangst und begann wieder zu hoffen.

Nach den wundervollen Erfahrungen war ich am Ende der Behandlungen innerlich geläutert und ich nahm mir fest vor, diesen spirituellen Pfad weiter zu gehen.

Dann kam die Stunde der Wahrheit – eine Kontrolluntersuchung, die zeigen sollte, ob sich etwas verändert hatte. So unterzog ich mich einer Knochenmarkpunktion. Das Ergebnis konnte ich zunächst nicht fassen:

Eine komplette zytogenetische Remission.

Eine komplette molekularzytogenetische Remission.

Ich befand mich molekulargenetisch in kompletter Remission. Das heißt: Ich bin gesund!

Meine Heilung erkläre ich mir mit größter Überzeugung dadurch, dass Gott Pater Pio und seinen Helfern erlaubt hat, mich gesund zu machen! Heute darf ich mich auch zu den geistigen Kindern von dem lieben Pater zählen – ich verehre ihn sehr.

Einen ganz großen Anteil an meiner Heilung hat natürlich auch Rolf, der das aber immer durch seine große Bescheidenheit von sich weist und sagt: ›Ich bin nur ein Werkzeug und ein kleines Rädchen im Getriebe.‹ Ich sage – ja, aber was für eines!!

Durch diese Erfahrungen hat sich mein Weltbild gewaltig verändert. Ich nehme das Leben viel intensiver wahr und freue mich über Kleinigkeiten. Ängste in der Form, wie ich sie früher hatte, sind vollkommen verschwunden. Mein Glaube ist nun felsenfest im meinem ›neuen Leben‹ verankert. Ich bete sehr viel zu Jesus, natürlich zu Pater Pio, Maria und zu meinem Schutzengel, der auch immer sehr gut auf mich Acht gibt. Und für meinen Freund Rolf ist auch immer ein Dankeschön mit dabei. Er ist mir sehr ans Herz gewachsen, aber das war ja schon bei der ersten Begegnung so.

Und das Schönste: Auch heute nehme ich noch immer in den verschiedensten Situationen die Düfte von Pater Pio wahr.«

Dr. Leonhard Hochenegg: »Jeder Geheilte ist ein Beweis, dass Gott bei mir ist.«

Ich kann mich noch gut an Dr. Leonhard Hochenegg erinnern, obwohl es über 20 Jahre her ist, dass ich ihm begegnet bin. Ein stiller Mann, der ein wenig abgehackt sprach und seltsam durchscheinende Augen hatte. Er war nicht attraktiv im klassischen Sinne, aber irgendetwas verlieh ihm eine ganz besondere Ausstrahlung.

Ich war nach Hall in Tirol gereist, weil ich Hilfe bei der Bewältigung meiner Angstattacken suchte. Außerdem wollte ich die starken Beruhigungsmittel nicht mehr einnehmen, die mir verschrieben worden waren. Als ich in Dr. Hocheneggs Praxis ankam, sah ich nur eine unglaubliche Menge an Menschen, die überall saßen und warteten. Niemand beschwerte sich darüber, keiner wurde zornig. Als ich schließlich zu ihm gerufen wurde, waren viele Stunden vergangen. Ich fühlte mich erschöpft und war ungehalten. Er hörte sich meine Geschichte an, gab aber keinerlei Kommentar ab. Dann verabreichte er mir eine Spritze und verschrieb pflanzliche Tropfen. Damit war die Konsultation beendet. Ich war sehr froh, dass ich in Begleitung angereist war, denn noch im Auto fiel ich in einen ohnmachtsähnlichen Schlaf. Ich kann mich nicht erinnern, je vorher oder nachher so tief geschlafen zu haben.

Als ich aufwachte, waren wir wieder in Wien angekommen. Von diesem Zeitpunkt an konnte ich für mehrere Jahre die starken Beruhigungsmittel absetzen. Ich nahm regelmäßig die verordneten Tropfen und ließ mir eine neue Flasche schicken, wenn die alte leer war. Als es mir später wieder schlechter ging, kam ich aus heute nicht mehr nachvollziehbaren Gründen nicht auf die Idee, noch einmal nach Hall zu fahren.

Ich hörte erst wieder von Dr. Hochenegg, als ich für dieses Buch recherchierte. Er war kurz zuvor gestorben und hatte eine »Fangemeinde« hinterlassen, die einem internationalen Popstar zur Ehre gereichen würde. Und das offenbar zu Recht. Ich war überwältigt von den Heilungsberichten der Menschen, die mit vollem Namen und Bild ihre berührenden Geschichten erzählten (wo, ist nachzulesen unter »Kontakte«).

Die Praxis von Dr. Hochenegg ist inzwischen ein richtiges Institut geworden, in dem nach wie vor Menschen aus der ganzen Welt Hilfe suchen. Denn nun behandeln seine Söhne Hans, Franz Josef, Dominik und Eugen in seinem Sinne weiter. Schon zu Lebzeiten des Vaters waren sie in diese Tätigkeit eingebunden und können nun ähnliche Erfolge vorweisen wie er. Außerdem sind alle Institutsmitglieder überzeugt, dass Dr. Hochenegg noch immer »mitarbeitet«.

Leonhard Hochenegg wurde 1942 in eine Innsbrucker Familie hineingeboren, die auf eine lange Tradition als »Heiler« zurückblickte. Sein Urgroßvater war Arzt und der Großonkel, Generalstabsarzt Julius von Hochenegg, rettete sogar Kaiser Franz Josef einmal das Leben.

Der kleine Leonhard interessierte sich schon früh für alles, was mit Heilkunde zusammenhing. Später studierte er Medizin und arbeitete einige Jahre als Neurologe und Psychiater. Immer schon begeisterte er sich auch für die Heilkraft der Pflanzen. Er reiste bis in die entlegenen Gegenden der Erde, um immer neue Wirkstoffe zu entdecken. Das Geheimnis der von ihm entwickelten Rezepturen liegt in der Mischung aus europäischen Kräutern und Heilpflanzen aus Asien, Südamerika, Südafrika und Russland. Es heißt, dass Leonhard Hochenegg auch mit Pflanzen sprechen konnte und sie auf ihn reagierten. Das trug ihm den Namen »Pflanzenflüsterer« ein.

Außerdem besaß er die Gabe der Bilokation. Seine Weggefährtin und Freundin Angela Schmidt war selbst Zeuge davon: »Einmal habe ich ihn erlebt, als sein Geist abwesend war. Er bewegte sich mechanisch wie ein Automat, ging von einem Patienten zum anderen und legte die Hände auf. Trotzdem hat er dabei geheilt. Das hat mir eine Dame anschließend erzählt. Ihre Migräne sei nach seinem Handauflegen weggegangen. Mich wunderte damals, dass er mich gar nicht wiedererkannt hatte. Später sprach ich ihn darauf an, und er sagte mir, dass er woanders gebraucht wurde. Auf meine Frage, an wie vielen Orten er denn gleichzeitig sein könne, antwortete er fast verlegen: »An zwei.« Einmal hielt er sich in Rom auf und behandelte zur gleichen Zeit seine Patienten in Hall, die dort auf ihn warteten und seine Hilfe brauchten. Es existiert sogar ein Foto, das eine Ordensschwester in der Haller Ordination aufgenommen hat. Es zeigt ganz deutlich Herrn Dr. Hochenegg, der im Vorraum die Hände auflegt. Sein Körper erscheint auf dem Foto hell und durchsichtig.«
Über 100 000 Menschen ließen sich in den vergangenen 20 Jahren von Dr. Leonhard Hochenegg behandeln. Die meisten von ihnen hatten bereits eine jahrelange Odyssee von

Arzt zu Arzt hinter sich. Vielen dieser »hoffnungslosen Fälle« konnte er helfen – mit sanfter Naturmedizin und manchmal allein durch die Heilkraft seiner Hände. Auch Prominente suchten die Hilfe des Geistheilers aus den Bergen, etwa Maria Schell, der japanische Kaiser, Graf Bernadotte von Schweden und Mitglieder der englischen Königsfamilie.

Im Jahre 1992 traf er in Kalkutta Mutter Teresa. Gemeinsam mit der Sterbeforscherin Elisabeth Kübler Ross besuchte er den »Engel der Armen«. Er selbst sagte, dass danach seine Heilungserfolge zunahmen und er den Patienten mit noch größerer Demut begegnete.

Auch circa 500 Ärzte ließen sich von Leonhard Hochenegg behandeln, etwa eine Kollegin, bei der Eierstockkrebs diagnostiziert worden war und die sich nicht operieren lassen wollte. Bereits bei der zweiten Nachuntersuchung war der Tumor nicht mehr nachweisbar.

Was geschah bei diesem Handauflegen, mit dem Leonhard Hochenegg die meisten seiner Patienten behandelte? Hochenegg selbst sah sich als Übermittler von göttlicher Heilkraft, die von seinen Patienten als angenehme Wärme, elektrisches Kribbeln oder sogar als leichter Stromschlag wahrgenommen wurde. Manche spürten diese »Ausstrahlung« schon, wenn sie nur in seiner Nähe waren. Er führte auch Fernbehandlungen durch, wobei die Anzahl der Kilometer zwischen ihm und dem Empfänger keine Rolle spielte.

Leonhard Hochenegg war mit Fatima, der Tochter eines philippinischen Geistheilers, verheiratet. Sie besuchte als junges Mädchen eine Schule in Tirol. Eines Tages war sie mit Freundinnen auf dem Heimweg, als er mit dem Wagen anhielt und anbot, sie nach Hause zu fahren. Das war der Beginn einer lebenslangen Liebesgeschichte. Sie bekamen in der Folge sechs Kinder, die heute alle im »Familienunternehmen« arbeiten.

Der Mediziner Hochenegg war lange Zeit heftigen Angriffen ausgesetzt. Es wurde ihm in Ausübung seiner Tätigkeit »schwere Körperverletzung« vorgeworfen. Im Jahre 2008 wurde er jedoch von allen Vorwürfen freigesprochen.

Leonhard Hochenegg starb am 25. Februar 2009 mit nur 67 Jahren an Herzversagen. Er litt an Diabetes und einem Nierenleiden. Natürlich liegt die Frage nahe: Konnte der große Heiler sich selbst nicht helfen? Sein guter Freund Dieter Altenmiller, Chefredakteur der österreichischen Zeitschrift »Grünes Haus«, meint dazu: »Ich glaube, er war einfach müde und wollte nach Hause gehen.« In einem Nachruf schrieb er: »Man mag sagen, Dr. med. Leonhard Hochenegg ist gestorben und begraben. Tatsächlich aber lebt sein ›Kunsthandwerk‹ des Heilens und seine humorvolle Menschlichkeit in seinen wundervoll begabten Töchtern und Söhnen ungebrochen weiter! Und wenn's ausnahmsweise doch einmal eine Heilungsfrage gibt – der Geist des Bergdoktors lässt seine begnadeten Kinder nicht im Stich!«

»Ich wurde von Dr. Leonhard Hochenegg geheilt.«

Die 67-jährige Margarete Kick ist eine liebenswerte ältere Dame. Niemand sieht ihr heute mehr an, dass sie einmal schwer an Knochenkrebs erkrankt war und bereits mit ihrem Leben abgeschlossen hatte.

Doch dann begegnete sie Dr. Leonhard Hochenegg, und es kam ganz anders. Ein Jahr nach ihrer Heilung schrieb sie dem Arzt: »Ohne Ihre Hilfe würde ich heute nicht mehr leben.

Ihr großes Können als Arzt, aber auch Ihre menschliche Nähe und Anteilnahme in meiner schwersten Zeit, als andere mir nahestehende Menschen mich im Stich gelassen haben, sind für mich ein Geschenk des Himmels.

Heute kann ich mir nicht mehr vorstellen, dass ich noch vor einem Jahr todkrank war. Meine Ärzte hatten mich aufgegeben. Chefarzt und Oberärztin sagten mir letztes Jahr am 15. Juni, dass es keine Hilfe mehr für mich gebe und dass ich vielleicht noch drei Tage, höchstens aber drei Wochen zu leben habe. Als ich letzten Sommer zu Ihnen kam, ging es mir sehr schlecht: Ich saß im Rollstuhl, konnte nicht laufen. Niemand konnte mich anfassen, denn meine Schmerzen waren so groß, dass ich bei jeder Berührung schreien musste.

Schon bei meiner Ankunft bei Ihnen in Hall geschah das erste Wunder: Das Taxi brachte mich zur Eingangstür, und mein Sohn wollte mich hineintragen. Doch plötzlich konnte ich alleine stehen und sogar einige Schritte machen. Mein Sohn war sprachlos. Und dann geschah ein Wunder nach dem anderen. Nach zwei Wochen in Ihrer Behandlung konnte ich sogar tanzen! Im Herbst 2005 zeigten die Röntgenaufnahmen, dass der Knochenkrebs verschwunden war.«

Wenn Margarete Kick heute, fünf Jahre später, über ihre Geschichte spricht, muss sie trotz allem weinen. Obwohl sie über ihre Heilung unendlich glücklich ist, vermisst sie ihren »Lebensretter« Leonhard Hochenegg. Ihr liebstes Erinnerungsstück an ihn ist ein Bild, das zeigt, wie er liebevoll den Arm um sie legt.

An ihrer Lebenseinstellung hat sich durch ihre unglaublich scheinende Heilung nichts geändert. Immer schon aus tiefstem Herzen im evangelischen Glauben verwurzelt, betrachtet sie ihre Gesundung als Gnade Gottes. Der »Mittelsmann« zwischen ihr und Gott war eben Dr. Hochenegg.

Franz Josef Hochenegg:
»Mein Vater heilt im Geist mit mir.«

Franz Josef Hochenegg, 29 Jahre alt, tritt in die Fußstapfen seines Vaters. Er studiert in Graz Medizin. Wann immer es möglich ist, fährt er heim nach Tirol, um Behandlungen durchzuführen. Er sagt, dass er »glücklich verliebt und verbunden« ist, was ihm zusätzlich Kraft und Freude gibt.

Wie war es für dich, mit einem Vater aufzuwachsen, der als Wunderheiler galt?
Das Aufwachsen in der Familie war sehr unbeschwert, aber in der Schule und in der sonstigen Umgebung wurde immer getuschelt. Aber es war kein großes Problem, da wir mit Geschwistern und Freunden unter uns waren. Mein Vater hat auch jedem in seiner Bescheidenheit zu verstehen gegeben, dass er nur das tut, wofür er lebt.
Als Kind habe ich meinen Vater kaum gesehen, weil er sich schon immer sehr für seine Patienten eingesetzt hat. Interessanterweise hat ihm das nie jemand aus der Familie vorgehalten. Aber wie viel er auch gearbeitet hatte und wie spät es auch war – er hatte immer ein offenes Ohr.

Wann war klar für dich, dass du auch als Heiler tätig sein möchtest?
Eigentlich schon, nachdem ich mit der Schule fertig war. Als ich meinem Vater erzählte, dass ich mit dem Studium der Medizin beginnen wolle, hat er mich angesehen und gefragt, ob ich nicht einmal bei der Visite dabei sein wolle.
Ich war sofort begeistert. Eine Woche später sagte mir mein Vater, ich solle jetzt selbst meine Hände auflegen. Es war

also ein Sprung ins kalte Wasser. Aber es ist wunderbar, zu wissen, dass ich helfen darf. Ich bin nun seit 2001 als Heiler tätig.

Hast du das Gefühl, dass dein Vater noch »anwesend« ist?
Ja. Ich denke, dass mein Vater immer anwesend ist, wenn ich bei der Behandlung bin. Und alle, die meinen Vater kannten, haben schon das Gefühl gehabt, er stünde daneben und lächle. Es ist wie eine spirituelle Verbindung, die mir zusätzliche Kraft und Ruhe schenkt.

»Die Söhne von Dr. Hochenegg haben mir geholfen.«

Elisabeth Schneider ist eine zarte alte Dame mit einer sanften Stimme. Gemeinsam mit ihrem Mann leitet die 73-Jährige Meditationskurse und Exerzitien im Alltag. Die Religion hat immer eine große Rolle in ihrem Leben gespielt.
Mit ruhiger Stimme erzählt sie ihre Geschichte: »Bereits seit meinem 19. Lebensjahr litt ich an massiven Problemen mit den Beinvenen. Zwischen meinem 24. und meinem 29. Lebensjahr hatte ich drei Geburten, wobei die erste von einer Thrombose begleitet war. In den Jahren danach waren meine Beine immer schmerzhaft geschwollen und ich litt unter großen Einschränkungen. Vor über zwei Jahren kam dann noch Fibromyalgie hinzu, eine chronische Schmerzerkrankung. Ich hatte solche Schmerzen im Becken, dass ich dachte, ein Messer schneidet mich entzwei. Es war mir nicht möglich, während der Dauer einer Mahlzeit zu sitzen oder halbwegs entspannt im Bett zu liegen. Es ging mir so schlecht, dass ich nicht mehr daran glaubte, dass ich jemals wieder am Leben teilnehmen könnte.

In dieser Zeit las ich einen Artikel über Dr. Leonhard Hochenegg, der schon vielen Menschen geholfen hatte. So schrieb mein Mann an ihn und bat um Hilfe. Das war am 25. Februar 2009. Wir wussten nicht, dass das genau der Tag war, an dem Dr. Hochenegg starb.

Ich erhielt in der Folge einen Brief, in dem mir mitgeteilt wurde, dass ich an fünf Abenden hintereinander immer um 23:00 Uhr fernbehandelt werden würde. Ich sollte ein Foto von mir schicken, mich hinlegen und auf Heilung einstellen. Das habe ich getan, und nach dem fünften Mal waren die Schmerzen in meinem Becken verschwunden. Das ist jetzt zwei Jahre her und sie sind nie wieder aufgetreten. Später habe ich erfahren, dass Franz Josef Hochenegg die Behandlung durchgeführt hat.

Dann erlitt ich eine vierte Thrombose. Meine Beine waren schon vorher die meiste Zeit heiß, geschwollen und schmerzten. Ich konnte keine Gummistrümpfe tragen, da ich sie auf der Haut nicht vertrug. Diesmal fuhren mein Mann und ich nach Tirol, weil ich überzeugt war, dass mir im Institut von Dr. Hochenegg wieder geholfen werden würde. Nun wurde ich von Hans Hochenegg behandelt. Interessanterweise schenkte er der Niere große Aufmerksamkeit, die ja den Wärmehaushalt im Körper reguliert. Und wieder geschah das Unglaubliche: Seitdem sind die Schmerzen, die Schwellungen und die Hitzeempfindung um so viel besser, dass ich mit geringen Einschränkungen nahezu ein normales Leben führen kann. Das war vorher aufgrund der Beschwerden nicht möglich.

Die Söhne von Dr. Hochenegg haben die Gabe ihres Vaters ›übernommen‹. Ich bin sicher, dass sein Geist in ihnen weiter wirkt.«

Bruno Gröning: »Es gibt kein ›unheilbar‹ – der Herrgott ist der größte Arzt.«

Wer war dieser Bruno Gröning, der von sich selbst sagte: »Ich will nur helfen und heilen« und durch den nachweislich unglaubliche Heilungen geschahen und weiterhin geschahen?

Bruno Gröning wurde am 30. Mai 1906 in Danzig geboren. Schon als Kind war er irgendwie »anders« und galt bald als Spinner und Sonderling. Oft verschwand er tagelang im Wald. Er schrieb später darüber: »Hier erlebte ich Gott – in jedem Strauch, in jedem Baum, in jedem Tier. Selbst in den Steinen.« Seine Eltern hatten für diese Ausflüge kein Verständnis und schlugen ihn.

Trotzdem wurden schon in der Gegenwart des kleinen Bruno Menschen und Tiere gesund. Er schrieb: »Ich sagte: ›Liebes Tierlein, du wirst bald wieder einen gesunden Körper haben.‹ Und so geschah es auch. Beim Menschen war es nicht anders. Als der Gedanke bei mir festlag, wurde der Körper des Menschen frei von allen Beschwerden.«

Als junger Mann arbeitete Gröning in verschiedenen Berufen. Er war Möbeltischler, Elektriker, jobbte im Hafen und in einer Schokoladenfabrik.

Infolge der Heilungsgeschichten, die über ihn kursierten, interessierten sich immer mehr Menschen für Bruno Gröning. Im Jahre 1949 baten die verzweifelten Eltern eines an Muskelschwund leidenden Kindes ihn um einen Besuch. Nachdem Gröning mit ihm gesprochen hatte, konnte der Junge wieder laufen.

Von da an wurde der »Wunderdoktor« einer großen Öffentlichkeit bekannt. Zeitungen schrieben über den Mann, der Krankheiten einfach verschwinden lassen konnte, und tausende Hilfesuchende strömten in das kleine westfälische Städtchen Herford, wo Gröning bei der Familie seines jungen Patienten lebte. Es existieren zahlreiche Berichte über Heilungen, die Bruno Gröning bewirkte: bei Krebs, Magengeschwüren, Lähmungen, Blindheit, Lungen- und Knochentuberkulose, Rheuma und vielen anderen Erkrankungen. Er selbst betonte immer wieder, dass nicht er die Menschen gesund mache, sondern Gott. Den Menschen, die er behandelte, sagte er: »Ich verlange von Ihnen kein Entgelt, aber ich erwarte, dass Sie nun in Ihrem ganzen Leben zu Gott beten werden. Das Leben ohne Gott ist kein Leben.«.

Am 3. Mai 1949 erteilte die Stadt Herford Gröning ein Heilverbot. Man warf ihm vor, gegen das Heilpraktikergesetz verstoßen zu haben. So musste er Herford im Juni verlassen.

Etwa zur gleichen Zeit entschloss sich die Zeitschrift »Revue«, eine wissenschaftliche Untersuchung des Phänomens Bruno Gröning zu finanzieren. An deren Ende waren die Ärzte überzeugt, dass Bruno Gröning »kein Scharlatan, kein Hypnotiseur, kein Wunderdoktor« war. Allerdings bescheinigten sie ihm auch nur »Fähigkeiten eines begabten nichtärztlichen Psychotherapeuten«.

Nach der Auswertung der Untersuchungsergebnisse sollte Bruno Gröning ein Gutachten der Klinik erhalten, das ihm in Zukunft gestatten würde, seine Tätigkeit unbehindert weiterzuführen. Das geschah jedoch nie, weil er sich weigerte, gemeinsam mit den Ärzten eine Heilstätte ausschließlich nach ihren Vorgaben zu errichten und sich damit auch finanziell zu verpflichten.

Gröning setzte seine Tätigkeit auf dem »Traberhof« fort, einem Gestüt in der Nähe von Rosenheim. An manchen Tagen warteten 30 000 Menschen darauf, dass er sich zeigte oder zu ihnen sprach.

Zunächst unternahmen die Behörden in Bayern nichts dagegen, doch 1952 stand er erneut vor Gericht. Wieder warf man ihm vor, gegen das Heilpraktikergesetz verstoßen zu haben. Obwohl die Staatsanwaltschaft gegen den ersten Freispruch Berufung einlegte, wurde er ein zweites Mal freigesprochen. Allerdings wurde ihm untersagt, zukünftig »weiter zu heilen«. Doch die Heilungen gingen weiter, und ein neuerliches Gerichtsverfahren, in dessen Verlauf Gröning vom Vorwurf der fahrlässigen Tötung freigesprochen wurde, konnte aufgrund seines Todes im Jahre 1959 nicht abgeschlossen werden.

Bruno Gröning starb an Magenkrebs, und wie bei Dr. Leonhard Hochenegg stellt sich auch hier die Frage, warum er sich selbst nicht geholfen hat. Zeitzeugen berichten, dass Gröning seinen Tod nicht fürchtete: »Mein schönster Tag auf dieser Erde wird sein, heimgehen zu dürfen in die Herrlichkeit Gottes.«

Bruno Gröning ging davon aus, dass es einen »Heilstrom« gibt, den jeder Mensch aufnehmen kann. Er verstand diesen Heilstrom als Teil der Schöpferkraft und betonte immer wieder, dass er damit nichts Neues sage, sondern lediglich ein Wissen weitergebe, das den Menschen im Laufe der Zeit verlorengegangen sei.

Um sich den heilenden Kräften zu öffnen, ist nach Gröning eine offene Körperhaltung wichtig. Arme und Beine sollten nicht verschränkt sein, die Hände geöffnet werden. Das Wirken des Heilstroms macht sich durch Kribbeln oder ein Wärmegefühl bemerkbar.

Gedanklich sollte man sich auf die Heilung »einstellen«, indem man es vermeidet, von Krankheit und Sorge zu sprechen und daran zu denken. So kann die göttliche Kraft wirken. Der Mensch lässt »Es« wirken und beobachtet das Wirken dieses »Es« im Körper und in der Seele. Gröning bezeichnete das auch als »Heilungswelle«: »Sagen Sie bitte niemals, dass ich Sie geheilt habe. Nein! Der Glaube an Gott, die Verbindung zum Herrgott, das ist die Heilwelle, die Sie empfangen haben.«

Manchmal verstärken sich Schmerzen oder Beschwerden, bevor sie verschwinden. Bruno Gröning sah darin einen Reinigungsprozess, der auftritt, wenn der Heilstrom die Bereiche erfasst, in denen die Krankheit aufgetreten ist. Im Zuge des Reinigungsprozesses können aber auch Erbrechen, Durchfall, Fieber, Abgeschlagenheit und Schwäche auftreten.

Positive Gedanken bauen den Menschen auf und geben ihm Kraft, negative Gedanken schwächen Körper und Seele. Gröning bezeichnete negative Gedanken als »böse«: »Jeder negative Gedanke, jeder Gedanke an Krankheit steht dem Einfließen der heilenden Kräfte entgegen. Der Gedanke an das Übel hüllt den Heilungssuchenden wie Nebel ein, so dass die lichten aufbauenden und reinigenden göttlichen Kräfte nicht in ihn einfließen können. Er muss sich also erst leer davon machen.«

Es ist unbestritten und inzwischen auch wissenschaftlich bewiesen, dass positive Gedanken der Gesundheit in jeder Weise förderlich sind. Trotzdem möchte ich an dieser Stelle anmerken, dass es keinen Sinn hat, »negative« Gedanken zu dämonisieren. Denn oft kann gerade ein negativer Gedanke eine wichtige Botschaft für uns enthalten: Sollen wir eine bestimmte Situation verlassen, eine innere Einstellung ändern? Auch wenn ich nachvollziehen kann, was Gröning gemeint hat, wenn er davon sprach, dass negative Gedanken unbedingt zu vermeiden seien, habe ich immer wieder erlebt, dass durch dieses Vermeiden-Wollen bei einem kranken Menschen noch mehr Druck aufgebaut wird. Auch Gröning selbst rät allerdings, dass man sich an »seinen Nächsten wenden kann, der stark im Glauben ist«, um sein Herz auszuschütten. Danach könne man gemeinsam mit diesem Menschen die göttliche Kraft aufnehmen und sich von allem Negativen lösen.

Der amerikanische Krebsspezialist Dr. Carl Simonton war der Erste, der Patienten mit einer Methode behandelte, die psychische Vorgänge – also Gedanken und Gefühle – in die Therapie mit einbezog. Er konnte in einer Studie beweisen, dass seine Patienten doppelt so lange lebten wie eine andere Gruppe, die im herkömmlichen Sinne behandelt worden war. Er fand aber auch heraus, dass *verdrängte* Gefühle von Wut, Angst und Trauer Bedingungen im Körper schaffen können, die die Entstehung von Krebs begünstigen.

Ich habe als Psychologin im Wiener Wilhelminenspital an der onkologischen Abteilung zwölf Jahre lang Kurse nach der Simonton-Methode geleitet. Immer wieder konnte ich beobachten, wie entlastend es für die Patienten war, sich – zum ersten Mal – das Ausmaß ihres Zornes, ihrer Trauer oder ihrer Angst einzugestehen. Erst dann konnten sie das betreffende Gefühl auch loslassen. In den Kursen gab es auch Teilnehmer, die dem »Bruno-Gröning-Freundeskreis« angehörten. Sie lehnten es ab, sich mit den Schattenbereichen ihrer Persönlichkeit auseinanderzusetzen, weil sie Grönings Lehre so verstanden hatten, dass sie damit dem »Teufel« die Türe öffnen. Natürlich ist es nicht sinnvoll, in einem Dauerzustand von Hass und Wut zu leben. Aber in vielen Fällen muss sich ein Mensch erst eingestehen, dass er sehr viel von diesen Gefühlen in sich trägt. Die meisten von uns haben in ihrer Kindheit Schmerz erlebt. Um emotional zu überleben, wurde dieser Schmerz verdrängt und mit ihm das Gefühl von Ohnmacht und Aggression. Das kann sich später in jeder Form von Beschwerden äußern – in Depressionen, Angstzuständen, Beziehungsunfähigkeit, aber auch in körperlichen Erkrankungen. Es mag sein, dass sich all das lösen lässt, indem man den Heilstrom aufnimmt. Meiner Erfahrung nach möchte der Urschmerz aber noch einmal »gesehen« werden, bevor die Wunden heilen können.

Durchaus recht hat Gröning aber, wenn er sagt, dass man nicht ununterbrochen über sein Leid reden soll. Manche Menschen schwächen sich (und andere!) damit, dass sie kein anderes Thema kennen. Sie sind derart in schlimme Erlebnisse aus der Vergangenheit oder Beschwerden in der Gegenwart verstrickt, dass sie fast ausschließlich darin leben.

Bruno Gröning hat seine Lehre nicht studiert oder entwickelt, sondern in frei gehaltenen Vorträgen seinen Zuhörern »zu wissen gegeben«. Er hat die Menschen nicht behandelt und daher auch im medizinischen Sinne nicht geheilt. Niemals fragte er nach den Erkrankungen der Hilfesuchenden. Im Gegenteil: Er hat sich sehr entschieden dagegen gewehrt, irgendetwas über eine Krankheit zu hören oder sich ihren Namen auch nur nennen zu lassen. Sein Wirken vollzog sich allein durch seine Glaubensvorträge, in denen er von der Heilkraft Gottes und einer Umkehr in der Lebensführung sprach. Seine Vorträge sind teils auf Tonband, teils durch Mitschriften erhalten geblieben.

Im Jahre 1984 hörte der Hamburger Arzt Dr. Matthias Kamp das erste Mal von Bruno Gröning und war zunächst äußerst skeptisch. Doch je intensiver er sich mit der Person des »Wunderheilers« auseinandersetzte, desto beeindruckter war er. Er sprach mit Geheilten, fand Zeitzeugen, stöberte in Unterlagen und verfasste schließlich unter anderem das umfangreiche Buch »Bruno Gröning – Revolution in der Medizin«. Schließlich gründete er 1992 die »Medizinisch wissenschaftliche Fachgruppe«, die es sich zur Aufgabe macht, Heilungsberichte ärztlich-wissenschaftlich zu dokumentieren.

Heute umfasst diese Vereinigung Ärzte aus vielen Ländern der Welt. Seit dem Bestehen der Fachgruppe wurden Tausende Heilungen untersucht und schriftlich dokumentiert. Auf diese Weise konnte in den letzten Jahren ein Archiv aufgebaut werden, das belegt, dass Krebs, Parkinson, Angina pectoris, Rheuma, Knochenschwund und selbst degenerative Erkrankungen einer Heilung auf geistigem Wege zugänglich sind. Es existieren auch Heilungsberichte von Drogen- und Alkoholabhängigkeit sowie von Depressionen und Angstzuständen. Auch von Tierheilungen wurde berichtet.

Wenige Menschen, in deren Umfeld Heilungen geschahen, haben derart widersprüchliche Reaktionen ausgelöst wie Bruno Gröning. Bis zum heutigen Tag finden sich glühende Verehrer genauso wie Menschen, die ihn strikt ablehnen. Selbst überzeugte Anhänger scheuen sich manchmal, öffentlich zu ihm zu stehen. Das betrifft auch Ärzte, die selbst Heilung durch ihn erfahren haben oder Heilungen von anderen dokumentieren. Aus Rücksicht auf ihr berufliches oder privates Umfeld wollen sie namentlich nicht genannt werden.

Diese Tatsache ist für mich nicht ganz nachvollziehbar. Bei meinen Recherchen habe ich nicht wirklich etwas entdeckt, dass solch eine Abwehr rechtfertigen würde. Gröning nahm für seine Tätigkeit kein Geld und gab immer Gott als die Quelle seiner »Erfolge« an. Mir ist auch kein Fall eines Heilers bekannt, dessen Tätigkeit derart gut dokumentiert ist. Möglicherweise aber gab es auch problematische Seiten an Grönings Persönlichkeit, die von glühenden Anhängern verdrängt werden. Aber auch das schmälert nicht, was durch ihn geschah. Machen Sie sich also Ihr eigenes Bild.

»Ich wurde durch Bruno Gröning geheilt.«

Gertraud Fischer, 78, Kaffeehaus-Besitzerin, München:
»Vor ungefähr fünfzehn Jahren bekam ich starke Schmerzen im Rücken, in den Fingergelenken und den Knien. Manchmal wurden sie so intensiv, dass ich beim Stehen zusammensackte. Der Arzt untersuchte mich und sagte: ›Sie haben Osteoporose im fortgeschrittenen Stadium. Da gibt's nichts mehr zu heilen. Wir können nur noch versuchen, einen Stillstand zu erreichen.‹ 1995 habe ich diesen Befund auch schriftlich bekommen. Als Therapie bekam ich Kalzium und Östrogene. Beides vertrug ich überhaupt nicht: Das Kalzium verursachte äußerst schmerzhafte Überbeine, und infolge der Hormoneinnahme bekam ich eine Thrombose. So mussten die Medikamente abgesetzt werden. Mein Zustand verschlimmerte sich immer mehr. Schließlich sagte ein Oberarzt im Krankenhaus zu mir, dass er mir nicht mehr helfen könne. Ich war vollkommen verzweifelt und habe Tag und Nacht geweint. Ich flehte den Herrgott an: ›Wenn es dich wirklich gibt, dann schick mir doch bitte Hilfe.‹
Irgendwann drückte mir eine Bekannte einen Prospekt über Bruno Gröning in die Hand. Ich war äußerst misstrauisch und wollte zunächst nicht zu dem angekündigten Vortrag gehen. Aber dann ging ich doch, und es geschah etwas Unglaubliches: Bereits kurz nachdem ich gelernt hatte, den Heilstrom aufzunehmen, konnte ich regelrecht zusehen, wie die Überbeine verschwanden. Ein bereits festgesetzter Operationstermin konnte abgesagt werden. Nach Ablauf eines halben Jahres

hatte ich auch keine anderen Schmerzen mehr, obwohl der Osteoporosebefund sich zunächst sogar *verschlechterte*. Aber ich vertraute weiter felsenfest auf meine Heilung, und es ging mir von Tag zu Tag besser. Am 20. April 1999 ergab eine neuerliche Untersuchung, dass meine Knochen wieder dichter geworden waren und heute im alterstypischen Bereich liegen. Auch diesen Befund habe ich schriftlich.

Ich bin seither überglücklich und unendlich dankbar. Als ich das erste Mal wieder zum Bergwandern ging, konnte ich zunächst nicht fassen, dass das möglich war. Ich weinte, aber diesmal vor Glück und aus tiefer Dankbarkeit gegenüber Bruno Gröning und Gott. Ich habe eine Heilung erfahren, die aus medizinischer Sicht ›unmöglich‹ ist. Diese Erfahrung hat mein ganzes Leben verändert. Früher war ich sehr dominant, heute sehe ich in anderen zuallererst das Gute. Aber das Wichtigste ist, dass ich zu meinem Glauben zurückgefunden habe. Der Herrgott will uns glücklich sehen, das weiß ich jetzt.«

Die pensionierte Lehrerin Maria Magdalena Schottkowsky litt 57 (!) Jahre lang an einer überaus heftigen Form von Schuppenflechte, bevor sie über Bruno Gröning geheilt wurde. Nach schlimmsten Beeinträchtigungen ist sie nun überglücklich, dass sie wieder voll am Leben teilnehmen kann.

»Ich war 14 Jahre alt, als ich einen Ausschlag auf meinem Oberschenkel entdeckte. Der Dermatologe diagnostizierte ›Psoriasis‹, Schuppenflechte, und verschrieb mir eine Salbe, die zunächst Hilfe brachte. Dann jedoch brach die Krankheit erneut aus – diesmal am ganzen Körper. Die roten Flecken juckten entsetzlich und die Augenbrauenhaare gingen aus. Wenn ich mich abends auszog, war der Boden um mich mit

Schuppen bedeckt. Mein erster Mann kam damit nicht zurecht. Er machte sich lustig über mich und ich war tief gekränkt. Schließlich ließen wir uns scheiden.

Ich bekam Salben, Injektionskuren, Bestrahlungen und jede Menge Medikamente. Als alles nicht half, fuhr ich auch zu einem Pfarrer nach Kärnten, der mit Tee heilte, und konsultierte einen Heilpraktiker. Niemand konnte mir helfen.

Die Erkrankung wirkte sich auch auf mein Berufsleben aus. Meine Kollegen an der Schule sahen die Ausschläge und behaupteten, ich hätte Syphilis. Der Direktor berief meinetwegen eine Konferenz ein. Es wurde beschlossen, dass ich nur weiterarbeiten dürfe, wenn ich ein ärztliches Attest beibringen würde.

So suchte ich einen Arzt auf. Als ich in der Warteschlange stand, wurde ich von den anderen Frauen gefragt, wo ich denn stehe. Es dauerte eine Weile, bis ich begriff, dass es sich um lauter Prostituierte handelte, die in mir eine Konkurrentin sahen. Als ich bestritt, dass ich eine von ihnen sei, wurde ich an den Haaren gerissen und geschlagen. Es war einfach entsetzlich! Dann kam der Arzt aus seinem Zimmer und sorgte für Ruhe. Auch ihm konnte ich erst nach vielen Erklärungen begreiflich machen, dass ich an Schuppenflechte litt und keinen ›Stempel‹ zur Ausübung der Prostitution benötigte, wie er zunächst annahm. Ich begann zu weinen und fühlte mich zutiefst beschämt. Zwar war ich immer noch eine Aussätzige, aber immerhin durfte ich weiter an der Schule unterrichten.

Über all die Jahre blieb ich eine Außenseiterin. Eltern hielten ihre Kinder dazu an, mir nicht zu nahe zu kommen, und am Strand deckte ich mich sofort zu, wenn Leute kamen. Ich sah aus wie ein räudiger Hund, und meine eigene Schwester sagte: ›Ich kann verstehen, dass die Leute vor dir fliehen.‹ Ich war so verzweifelt, dass ich oft an Selbstmord dachte. Erst mein zweiter Mann, ein Psychiater, brachte ein wenig Ruhe in mein Leben. Er sagte, dass er mich liebt, wie ich bin. Ich habe ihn später sechs Jahre bis zu seinem Tod gepflegt. Danach habe ich auch noch meinen Lebensgefährten, einen Apotheker, elf Jahre bis zu seinem Tod betreut. Schließlich war ich so erschöpft, dass ich zwei Herzinfarkte erlitt.

Dann besuchte ich einen Vortrag über Bruno Gröning. Schon während ich zuhörte, spürte ich den Heilstrom und begann heftig zu schwitzen. 1994 wurde ich dann in die Lehre eingeführt. Ich war schon zwei Jahre im Bruno-Gröning-Freundeskreis, als mein Partner plötzlich sagte: »Schau, du hast an den Armen nichts mehr.« Das stimmte, aber am Kopf und am Gesäß waren die Ausschläge noch stärker als vorher. Ich blieb im Vertrauen, und vor Weihnachten 1998 war es soweit: Alle Anzeichen von Schuppenflechte waren verschwunden. Nach 57 Jahren war ich geheilt! Ich kann nun in ein Schwimmbad gehen, muss keine hochgeschlossene Kleidung mehr tragen und gehöre endlich ›dazu‹.

Meine Heilung ist nun zwölf Jahre her, und die Krankheit ist nie wiedergekommen. Ich könnte ständig Freudensprünge machen vor Glück und bin von tiefer Dankbarkeit erfüllt.«

Clemens Kuby: »Ich habe mich selbst geheilt, und Sie können das auch!«

Clemens Kuby ist ein gutaussehender Mann. Wir sitzen in einem Kongresszentrum in Graz, wo er am gleichen Tag als vielgebuchter Redner einen Vortrag halten wird. Das Leiden, das hinter ihm liegt, sieht ihm heute niemand mehr an. Der

Filmemacher, ehemalige Wirt, Gründer der Partei »Die Grünen« und jetzige Bestsellerautor (»Unterwegs in die nächste Dimension«, »Heilung – das Wunder in dir«) hat eine Heilungsgeschichte erlebt, die selbst hartgesottene Ärzte wie den bereits verstorbenen Chef des Klinikums in Heidelberg, Prof. Dr. Volkmar Paeslack, aus der Fassung brachte.

Clemens Kuby erhielt nach einem Sturz vom Dach seines Hauses die schreckliche Diagnose »Querschnittlähmung«. Der zweite Lendenwirbel war vollkommen zerschmettert und die Nerven zerrissen. Er wusste, dass ein Leben im Rollstuhl vor ihm lag, doch damit wollte er sich nicht abfinden. Er erkannte, dass dieser schwere Unfall ihm die Botschaft brachte, seinen eingeschlagenen Weg zu verlassen. Die Nerven wurden im wahrsten Sinne des Wortes zerrissen, damit ihm klar wurde: »Ich trenne mich!« Das betraf seine damalige Partnerin genauso wie den ungeliebten Beruf als Wirt.

Es gibt keine Methode, die durchtrennte Rückenmarksnerven wieder verbinden kann. Aber Clemens Kuby hat dieses »Wunder« vollbracht. Er führt seine Heilung darauf zurück, dass er erkannte, dass es immer geistige Ursachen für körperliche Geschehnisse gibt. Also änderte er seine Überzeugungen. Nun war er kein Gefangener von Umständen mehr, sondern frei.

In seinen Büchern schildert er in berührender Weise, wie es ihm gelang, sich selbst zu heilen. Er hat viele wichtige Lebenserkenntnisse aus diesem Prozess gewonnen. Eine Folge seiner unglaublichen Heilung besteht darin, dass er auch keine Versicherungen mehr für Krankheit und Alter hat. Angst gibt es in seinem Leben nicht mehr. Und zum Tod hat er folgende Einstellung: ›Wenn mein Klappergestell nicht mehr funktioniert, dann gehe ich gerne.‹

Viele Hilfesuchende haben sich nach der Lektüre seiner Bücher an Clemens Kuby gewandt. So gründete er gemeinsam mit seiner Frau Astrid, die er ganz romantisch auf der Zugspitze geheiratet hat, die »Europäische Akademie für Selbstheilungprozesse«. Sie ist eine Anlaufstelle für alle, die lernen wollen, aus eigener Kraft gesund zu werden. Eine Methode dafür ist das ›Seelenschreiben‹. In einem Ruhezustand, der durch Atemübungen erreicht wird, schreibt man unzensiert alles auf, was einem durch den Kopf geht. Die Anwender berichten von erstaunlichen Antworten, die sie auf diese Weise über die Ursache ihrer Erkrankung erhalten. Diese Szenen werden dann umgeschrieben. Dabei wird ein schlimmes Erlebnis aus der Vergangenheit so umformuliert, wie es idealerweise hätte ablaufen können. Das gelingt auch für ganze Lebensabschnitte. Clemens Kuby sagt: »Für eine glückliche Kindheit ist es nie zu spät« Diese Akademie ist »mobil«, und so reisen er und seine Frau seit fünf Jahren jede Woche durch die Lande, um Seminare abzuhalten.

»Ich habe mich mit der Methode von Clemens Kuby selbst geheilt.«

Ich treffe den 75-jährigen Unternehmer, Maler und Schriftsteller Hubert Jünger in einem Wiener Hotel. Mir gegenüber sitzt ein vitaler, wesentlich jünger wirkender Mann, der lässig versucht, seine Köpergröße in einem Sessel unterzubringen. Er ist in Begleitung einer jungen und warmherzigen Frau, die er kurz zuvor geheiratet hat. In leidenschaftlichem Ton erzählt er mir seine Geschichte: »Ich hatte immer schon viel an mir gearbeitet, war aber trotzdem beziehungssüchtig und auch jahrzehntelang tablettenabhängig. Seit meinem 16. Lebensjahr litt ich außerdem an heftigen Migräneanfällen.

Nach meiner Scheidung im Jahre 2004 las ich das Buch von Clemens Kuby, ›Unterwegs in die nächste Dimension‹, in dem er seine Selbstheilung von einer Querschnittlähmung nach einem Sturz aus 15 Metern Höhe beschreibt. Ich besuchte daraufhin sein Seminar, in dem er den Teilnehmern vermittelt, wie sie sich selbst heilen können. Dabei lernte ich, zuallererst meiner Seele zu vertrauen und den Verstand nurmehr als hilfreiches Werkzeug zu nutzen. Außerdem verfestigte sich in mir mit absoluter Klarheit: Ich bin eine unsterbliche Seele, die sich vorgenommen hat, in diesem Körper ganz bestimmte, selbst gewählte Aufgaben zu lösen – zum Wohle von uns allen.

Mein Vertrauen war inzwischen so groß, dass ich mir sicher war: Wenn Gott und meine Seele wollen, dass ich eine ganz bestimmte Frau kennenlerne, werden sie Mittel und Wege finden, uns zusammenzubringen. Ich konnte also loslassen. Und genau diese wunderbare Frau ist in mein Leben getreten und wir sind sehr glücklich verheiratet.

Ich praktizierte auch ›Seelenschreiben‹, eine Methode, die Clemens uns lehrte. Dabei fand ich Folgendes über meine Migräne heraus: Aus Liebe und Verantwortungsgefühl habe ich meiner Mutter ihre Migräne quasi ›abgenommen‹. 57 Jahre lang litt ich wöchentlich 18–36 Stunden unter furchtbaren Beeinträchtigungen. Das kann nur jemand nachvollziehen, der diese Erfahrungen selbst gemacht hat. Doch nun bin ich seit dem 31. Dezember 2008 absolut schmerzfrei – wie ich es meiner Seele versprochen hatte! Dann nahm ich mir das nächste ›Projekt‹ vor: Meinen erhöhten Blutdruck und die Bewegungseinschränkung im rechten Oberarm. Ich schrieb meine Erlebnisse als traumatisiertes Kriegskind um und erreichte, dass ich nach Jahrzehnten das erste Mal meinen Arm wieder frei bewegen konnte – ohne Medikamente und Behandlungen. Außerdem sank mein Blutdruck innerhalb von 15 Minuten auf einen idealen Wert – ein verlässlicher Indikator für wirkungsvolles ›Seelenschreiben‹.

Ich bin ein machtvolles Wesen und kann mich selber heilen. Jeder ist und jeder kann das. Davon bin ich so überzeugt, dass ich inzwischen meine Ausbildung zum diplomierten Begleiter für Selbstheilungsprozesse abgeschlossen habe und meine eigene Praxis in Flensburg führe. Außerdem leite ich eine Heilgruppe für Seelenschreiben in Hamburg. Die Erfahrungen mit meinen Klienten bestätigen mir immer wieder die großartige Wirkung dieser nicht-medizinischen Methode.

Ich führe heute ein völlig neues Leben – frei von Schmerzen und Beziehungssucht und frei für Kreativität und Dynamik. Auch einen Traum habe ich verwirklicht: Ich tanze als ältester Teilnehmer beim Tanzprojekt ›Flensburg – grenzenlos‹ des Landestheaters Schleswig-Holstein und halte zehn Stunden Training am Wochenende problemlos durch.

Angst war in meiner Vergangenheit Teil des Überlebens. Inzwischen bin ich frei von ihr und vertraue meiner unsterblichen Seele und der Kontinuität des Lebens. Es ist eine Lust zu leben!«

Georg Rieder: »Ich schaue in den Körper der Menschen hinein.«

Georg Rieder besitzt die Gabe, ohne Hilfsmittel in den Körper von Menschen und Tieren hineinzusehen. Er ist so nicht nur in der Lage, Erkrankungen festzustellen, sondern konnte auch bei vielen »aussichtslosen« Fällen helfen. Der gelernte Koch ist seit über 25 Jahren als »Mann mit dem Röntgenblick« bekannt. Seit langer Zeit arbeitet er mit Ärzten zusammen, die bei unklaren Befunden seine Meinung einholen.

Als ich Georg anlässlich eines Heilerkongresses das erste Mal sah, stand er ganz allein auf der riesigen Bühne des Grazer Veranstaltungszentrums – schulterlange Haare, Hände in den Hosentaschen, seltsame Augen. Dann begann er völlig unbefangen davon zu erzählen, dass er sich darauf einstellen kann, mit bloßem Auge die Vorgänge und Gegebenheiten in einem Körper zu sehen. Ich hatte so etwas noch nie zuvor gehört und lauschte gebannt seinen Ausführungen.

So berichtete er einem staunenden Publikum, dass einmal fünf österreichische Ärzte beweisen wollten, dass niemand in der Lage ist, so etwas zu tun. Sie fragten ihn, ob er bereit sei, seine Fähigkeiten unter Beweis zu stellen, was er bejahte. Daraufhin schrieben sie ihre gesundheitlichen Beeinträchtigungen auf ein Stück Papier und steckten es in ein Kuvert. Dann forderten sie ihn auf, ihnen zu sagen, worin ihre Beschwerden bestanden. Zum größten Erstaunen der Ärzte konnte Rieder nicht nur genau anführen, was auf dem Zettel stand, sondern gab einem der Herren noch eine Zusatzinformation. Dieser Mann hatte eine Sterilisation hinter sich, diese Tatsache aber nicht auf dem Stück Papier vermerkt. Als Georg ihm auf den Kopf zusagte, was er sah, wurde der Arzt nicht nur rot, sondern glaubte ihm ab diesem Zeitpunkt vollkommen. Ich war damals als Journalistin auf dem Kongress und freute mich auf ein Interview mit dem »Röntgenblickmann«.

Georg Rieder erzählte mir, wie er mit seiner »Gabe« erstmals konfrontiert wurde und zutiefst schockiert war: »Ich hatte mit meinem Freund an einem Hypnoseseminar teilgenommen. Abends saßen wir zusammen und unterhielten uns. Als ich ihn ansah, merkte ich plötzlich, wie sich das Fleisch von seinem Schädel quasi ›zurückzog‹ und die Knochen sichtbar wurden. Mit einem Mal war sein Kopf durchsichtig. Ich wusste, dass ich nicht betrunken war, und hatte keine Ahnung, was da eigentlich geschah.« In der Folge wurde Georg Rieder klar, dass er seinen Blick so einstellen konnte, dass er nicht nur in das Innere des Körpers blickte, sondern auch durch Mauern und andere feste Gegenstände hindurch. Zunächst machte er sich einen Spaß daraus, in fremde Schlafzimmer zu schauen. Aber dann wurde ihm bewusst, dass seine Fähigkeit wohl aus einem anderen Grund erwacht war.

Georg Rieder betreibt nun seit vielen Jahren eine Praxis in Niederösterreich. Obwohl ich mich vor Aufregung vorher fast übergeben musste, bat ich ihn, einen Blick in mein Inneres zu werfen.

Wie würde das Ganze wohl vor sich gehen? Georg bat mich zunächst, mich mit dem Gesicht zu ihm hinzustellen. Seine Augen verengten sich ein wenig und nahmen einen gleichzeitig intensiven und fernen Ausdruck an. Nach circa zwei Sekunden sagte er: »Umdrehen, bitte.« Und nach wieder ein paar Sekunden: »Okay, setz dich.« Vor mir auf dem Schreibtisch lagen ein Block und ein Stift, und Georg begann rasch – fast zu rasch – zu erzählen, was er gesehen hatte.

Seitdem sind einige Jahre vergangen, und immer wieder bitte ich Georg, in mich hineinzuschauen.

Wir alle haben gelernt, dass man für einen Blick ins Innere des Körpers komplizierte Apparate benötigt. Und nun sitzt in einem kleinen niederösterreichischen Ort ein Mann, dessen Fähigkeit von einem ganzen Team von Medizinern bestätigt wurde. Wie beeinflusst das Ihr Weltbild?

»Ich wurde durch Georg Rieder geheilt.«

Der Mann, der mir seine Geschichte erzählt hat, möchte nicht mit vollem Namen genannt werden. Nennen wir ihn Reinhold und hören wir, wie es ihm ergangen ist:

»›Sie müssen sich operieren lassen, sonst wird es schlecht ausgehen für Sie‹, sagte der Arzt mit fester Stimme. Es war das Jahr 1984 und ich hatte gerade erfahren, dass ich an Schilddrüsenkrebs erkrankt war. Der Gedanke an eine Operation machte mir Angst und ich wollte sie unbedingt vermeiden. Tausend Gedanken schossen mir durch den Kopf. Was sollte ich nur tun? War mein Leben nun beendet? Durch einen Bekannten erfuhr ich vom Heiler Georg Rieder, der in der Lage ist, in den Körper von Menschen und Tieren hineinzusehen.

Es war ein kalter Wintertag und viele Menschen wollten zu ihm. Geduldig kauerte ich auf einer Bank und wartete, bis ich an die Reihe kam. Georg Rieder sah in mich hinein und stellte interessanterweise fest, dass die Bauspeicheldrüse behandelt werden müsste. Er empfahl mir, einen Monat täglich zu ihm zu kommen. Bei meinen Besuchen hielt er seine Hände mit einigem Abstand über meinen Körper. Am Anfang spürte ich ein heißes Brennen und Ziehen, das aber mit der Zeit immer leichter wurde. Ich fühlte mich auch besser und besser. Und dann kam der große Tag: Der Krebs verschwand – ich war vollkommen gesund!

Seit diesem Zeitpunkt sind 26 Jahre vergangen. Ich habe mein Leben vollständig verändert. Natürlich hatte ich schon lange vor Ausbruch der Erkrankung gespürt, dass ich unter vielen Situationen litt. Aber irgendwie hatte ich nicht die Kraft gefunden, mich zu befreien. Nun ließ ich mich scheiden und gab eine völlig unakzeptable berufliche Situation auf. Dann verwirklichte ich meinen Traum – ich zog in die Toskana. Dort lebe ich heute als Maler und Bildhauer. Ich fand auch eine neue Partnerin und bin sehr glücklich. Georg hat immer zu mir gesagt: ›Ich kann dich nur energetisch unterstützen. Aber für den Gesundungsprozess ist es sehr wichtig, dass du unerträgliche Lebensbedingungen veränderst.‹«

Nichts ist so, wie wir es uns vorgestellt haben: Was Quantenphysik mit Heilung zu tun hat

»Der erste Trunk aus dem Becher der Wissenschaft
macht atheistisch. Aber auf dem Boden des
Bechers wartet Gott.«

Werner Heisenberg, Nobelpreisträger für Physik

Ein Krankenzimmer in einer Klinik in Peking – im Bett eine krebskranke Frau. Ihr Tumor kann nicht mehr operiert werden. Sie ist schwer krank und die Schulmedizin kann nichts mehr für sie tun.

Drei Heiler stehen um ihr Bett. Sie betrachten diese Frau nicht als krank, sondern sehen sie als vollkommen gesund, vital und heil.

Intensiv führen alle drei sich dieses Bild vor Augen.

Im Raum ist es totenstill.

Dann ist auf dem Ultraschallmonitor zu sehen, wie der Tumor binnen drei Minuten verschwindet.

Der amerikanische Physiker und Bestsellerautor Gregg Braden ist im Besitz von Videoaufnahmen, die diesen Vorfall in China dokumentieren. Eine Krebsgeschwulst, die sich innerhalb von einigen Atemzügen in Nichts auflöst – kann es das geben? Wie kann so etwas geschehen? Was haben die Heiler in dieser chinesischen Klinik getan?

Sie sagten es so: »Der Tumor dieser Frau ist *eine* Möglichkeit. Aber in einer unmittelbar benachbarten anderen Wirklichkeit lebt dieselbe Frau vollkommen gesund und glücklich. Und nun entscheiden wir uns für diese Wirklichkeit.« Die Heiler urteilten nicht über den Tumor. Sie sagten nicht, dass er »falsch« ist. Sie sahen diese eine Wirklichkeit und erkannten sie an. Aber sie wussten, dass neben dieser Möglichkeit noch viele andere existieren. Und dann wählten sie eine neue Realität – ohne Tumor. Intensiv spürten sie, wie diese Variante sich anfühlt, und zogen sie damit gewissermaßen herbei.

Wir alle wählen. Immer.
Das ist es, was die Quantenphysik uns lehrt.

Ich höre Sie jetzt fragen: Was um Himmels willen hat denn Quantenphysik mit Heilung zu tun? Ganz einfach: Diese Wissenschaft hat entdeckt, dass nichts so ist, wie Sie dachten, dass es ist – es sei denn, Sie haben sich schon immer mit den alten Weisheitslehren beschäftigt. Dann werden Sie sich freuen, dass nun wissenschaftlich bestätigt ist, was die Mystik und Sie schon immer wussten:

Alles besteht aus Energie.
Alles ist mit allem verbunden.
Wir sind die Schöpfer unserer Realität.

Verstehen Sie, welch unglaubliche Perspektiven diese Tatsachen für den Heilungsprozess bieten? Die Wissenschaft sagt uns damit: »Wir haben herausgefunden – und können es beweisen –, dass du die Umstände in deinem Leben verändern kannst. Denn du besitzt ein großartiges Werkzeug: Die Kraft deines Geistes.«

Machen wir es kurz – ich bin ein sprachlich begabter Typ. Ich schreibe Artikel wie der Wind, spiele mit Worten und liebe es, alle Facetten meines Seelenlebens mit blumigen Bezeichnungen auszuschmücken. Ich schreibe, ich lese, ich spreche – viel! Mathematik, Physik und Chemie hingegen waren seit jeher absolute Feindbilder. Ich wusste nichts darüber, es interessierte mich nicht, und ich wollte diesen Zustand auch nicht ändern. Meine Gehirnwindungen ticken »anders«, wenn Sie verstehen, was ich meine. So lebte ich dahin. Ich benötige zwar für das Zusammenzählen dreier Zahlen einen Rechner (auch heute noch!), aber ich kann nicht behaupten, dass mich diese Tatsache besonders belastet.

Dann trat die Quantenphysik in mein Leben. Zuerst lehnte ich sie einfach deswegen ab, weil sie das Wort »Physik« enthielt. Aber schließlich konnte ich nicht widerstehen: Diese Wissenschaft kommt zu so spektakulären Erkenntnissen, dass eigentlich kein Stein mehr auf dem anderen bleibt. Gleichzeitig öffnet sich für jeden von uns ein weites Feld ungeahnter Möglichkeiten.

Ähnliches lässt sich von der Biologie sagen. Auch sie ließ mich kühl bis kalt. Dann erfuhr ich von den neuesten Ergebnissen der Zellforschung und dem nun endlich bewiesenen (!) Zusammenhang von Psyche und Körper. Ich erstarrte vor Ehrfurcht, Begeisterung und echtem Interesse. Da waren sie: weitere wichtige Puzzlestücke, um das Geheimnis von Krankheit und Heilung zu lüften. Anerkannte Wissenschaftler wie der Zellbiologe Bruce Lipton, der indisch-amerikanische Arzt Deepak Chopra, der Physiker Gregg Bradden und viele andere schrieben – für den Laien verständlich(!) – über Fakten, die uns allen so viel Macht über unser Schicksal zurückgaben. Plötzlich füllten sich Quantenphysik, Biologie und »neue Medizin« mit Blut und Leben. Die langweilige Trockenheit der

Schulzeit war verschwunden und atemlos tauchte ich ein in bisher verborgene Sphären.

Dann öffneten die Ärzte Dr. Frank Kinslow und Dr. Richard Bartlett mit der »Zweipunktemethode« die nächsten spektakulären Türen. Diese Anwendung bringt die Quantenphysik sozusagen in den Alltag der leidenden Menschheit. Jeder kann sie lernen und damit sich und anderen bei körperlichen und psychischen Problemen helfen.

Lassen Sie sich also nicht abschrecken, auch wenn Sie den sogenannten Naturwissenschaften bisher so ablehnend gegenüberstanden wie ich. Ich werde nun die Grundlagen der Quantenphysik erklären und verspreche, dass ich mich so verständlich wie möglich ausdrücke.

Quantenphysik für Anfänger

Alles, wirklich alles – Sie, ich, Ihr Bruder, der Chef, mein Hundesatansbraten Gioia, der Gummibaum, Steine, Ihr Schreibtisch, das Bett und die Sterne am Firmament – *besteht aus Quanten.* Das sind die kleinsten Teilchen – reine Energie. Auch der vermeintlich »leere« Raum dazwischen ist keineswegs leer, sondern besteht ebenfalls aus einem Energiefeld. Wenn wir erkennen könnten, was sich auf der Quantenebene tatsächlich abspielt, würden wir überaus erstaunt oder schockiert feststellen, dass wir – und alles andere – Energieballungen sind, die in einer Energiesuppe schwimmen. Damit ist eine Grenze zwischen Ihnen, mir, dem Satansbraten und dem Gummibaum auf tiefster Ebene nicht gegeben. Denn wie können »Wolken« aus Energie scharf voneinander getrennt sein?

Also: Alles, was wir als Gegenstände sehen können, ist – in Einzelteile zerlegt – Energie aus dem Quantenreich. Die Struktur eines Atoms besteht aus unendlich kleinen Wirbeln, sogenannten Quarks und Photonen. Aus der Entfernung sieht ein Atom aus wie eine verschwommene Kugel, aus der Nähe noch undefinierbarer. Von ganz nahe betrachtet verschwindet es ganz. Das Atom hat keine physische Struktur. Das heißt: Der Grundbaustein, aus dem alles besteht, ist unsichtbare Energie, nicht angreifbare Materie. Wenn Sie also dieses Buch in Händen halten und es mit einem Atommikroskop betrachten würden, würden Sie sehen, dass Sie eigentlich »nichts« in Händen halten. Wie kann ein Buch, das Sie in Händen halten, »nichts« sein?

Materie ist gleichzeitig festes Teilchen und Welle. Untersuchen die Wissenschaftler die physikalischen Eigenschaften von Atomen (Masse und Gewicht), dann erscheinen die Atome wie Materie. Werden sie hinsichtlich ihres Spannungszustandes und ihrer Wellenlänge untersucht, zeigen sie Eigenschaften von Energie, also Wellen. Energie und Materie sind dasselbe! Das erkannte schon Einstein in seiner berühmten Gleichung Energie = Materie × Lichtgeschwindigkeit^2. Wir leben nicht in einem Universum von einzelnen physikalischen Objekten mit leerem Raum dazwischen. Sondern das Universum ist ein unteilbares, dynamisches Ganzes, in dem Materie und Energie so eng verbunden sind, dass man sie nicht länger als voneinander unabhängig betrachten kann.

Aber wie kann es sein, dass wir unsichtbare Wellen aus Energie als festen Gegenstand wahrnehmen? Die Erklärung lautet, dass sich Ereignisse auf der Quantenebene in Lichtgeschwindigkeit zutragen. Unsere Sinne können das aber nicht verarbeiten. So zeigen sie uns einen Stuhl, der in Wirklichkeit aus

Minienergiewellen besteht, als festen Gegenstand. Für uns unterscheiden sich Objekte voneinander, weil sie in verschiedenen Energiefrequenzen schwingen. Und wir sehen die ganze Welt nur deshalb nicht als riesiges Energienetz, weil für unsere Augen alles viel zu schnell vibriert. Die »Seelenfenster« sind so langsam, dass wir diese flirrende Energie nur in Blöcken wahrnehmen können. Und was wir wahrnehmen, verwandelt sich dann für uns in den »Schrank«, den »Körper« oder das »Haus«.

Alles ist mit allem verbunden – Sie und ich, das kleine Hundemonster und der Gummibaum. Das bedeutet, dass es uns nur so vorkommt, als wären Objekte oder Ereignisse räumlich und zeitlich getrennt. Auf einer tiefen Ebene ist jeder Mensch, jedes Tier, jede Pflanze und jedes »Ding« Bestandteil eines einzigen untrennbaren Ganzen. Das Energiefeld zwischen uns wurde erst vor relativ kurzer Zeit entdeckt, so dass sich die Wissenschaft noch auf keinen Namen einigen konnte. Es heißt nun je nach Belieben »Ewiges Sein«, »Quantenhologramm«, »göttliche Matrix«, »Geist«, »Feld des reinen Potenzials«, »kosmisches Bewusstsein«, »universeller Geist«. Hier gibt es keine Trennung; »einer« weiß, was der »andere« tut, kommuniziert wird ohne »Zeitverzögerung«, denn auch Zeit gibt es dort nicht. Nur das ewige Jetzt. Der berühmte Physiker Stephen Hawking nennt es »das Bewusstsein Gottes«. Ist doch schön.

Wir erschaffen unsere Wirklichkeit. Wir selbst sind Geist, Seele, ewiges Bewusstsein und können auch kraft unserer Gedanken und Gefühle dieses Feld so beeinflussen, dass Realität entsteht. Im Reich der Quanten liegen alle Möglichkeiten »nebeneinander«. Indem wir unsere Aufmerksamkeit auf eine bestimmte Möglichkeit lenken, wählen wir genau diese aus.

Doch wer wählt da tatsächlich? Welcher Teil zeigt auf eine bestimmte Variante der Wirklichkeit und sagt. »Diese hier, bitte«? Wenn Sie krank sind, werden Sie nicht nachvollziehen können, dass Sie sich diese schwere Beeinträchtigung ausgesucht haben. Wer schlimme Erfahrungen machen musste oder gerade durch eine schwere Krise geht, wird sich gegen den Gedanken wehren, dass er so etwas gewählt hat. Wenn wir tatsächlich wählen können, warum suchen wir uns dann nicht alle Gesundheit, Erfolg, Reichtum, glückliche Beziehungen, eine tolle Wohnung und ein Privatflugzeug aus? Plus Karibikinsel, Chauffeur, Masseur und Koch? Es ist sehr wichtig zu verstehen, dass wir von drei Bereichen aus unsere Entscheidungen in Bezug auf Wirklichkeitsgestaltung treffen:

1. *Aus dem Bewusstsein*

Da ist meist alles klar. Von dort aus möchten wir das oben Genannte in individuellen Variationen. Vielleicht ist Ihnen die Insel in der Karibik nicht so wichtig, sondern Sie bevorzugen mehr die nördlichen Weltgegenden. Oder Sie kochen gerne selbst und wollen statt eines Kochs lieber einen Gärtner, der Ihr Anwesen samt Pool pflegt.

2. *Aus dem Unterbewusstsein*

Oje. Da wird es schon problematischer. Dort liegen nämlich nicht nur Erfreulichkeiten, sondern auch die hinterhältigen alten Muster. Und die sind stärker als jeder bewusste Wunsch. Wenn dort gespeichert ist »Ich bin wertlos und nicht wichtig« oder »Ich darf nicht glücklich sein«, werden Sie genau das erleben.

3. Von der Ebene der Seele her

Das ist auch irgendwie gemein, weil die meisten von uns sich nicht daran erinnern können, welche Wahl sie als Seele getroffen haben. Auf Seelenwolke sieben wissen wir, dass gerade eine schwierige Kindheit, Krankheit, Misserfolg oder Verlusterlebnisse dazu dienen, wichtige Erkenntnisse über Selbstliebe, Güte, Wärme oder einfach Glücklichsein zu produzieren. Aber als Sabine, Hanni, Nanni und Wolfgang haben wir vergessen, dass wir diesen Erkenntnisweg »gewählt« haben, und sind dann über die jeweiligen Umstände tief verzweifelt.

Es kann auch sein, dass wir uns im Seelenland aus einem bestimmten Grund dafür entschieden haben, gewisse Erfahrungen zu machen. In dieser besonderen »Verfassung« haben wir nämlich einen wunderbaren Überblick. Daher sind wir in der Lage, genau zu beurteilen, was wir erleben wollen oder sollen.

Ich habe nun eine Möglichkeit gefunden, mit diesem »Dilemma« Bewusstsein – Unterbewusstsein – Seele umzugehen. Ich bin fest davon überzeugt, dass das Endprodukt aller Lernprozesse ist, glücklich zu sein, mein wahres Wesen wieder zu erkennen und Liebe für mich und die anderen in die Welt zu tragen. So vertraue ich darauf, dass die Entscheidungen meiner Seele mich auf jeden Fall zu diesem Ergebnis führen, auch wenn ich das in bestimmten Situationen beim besten Willen nicht sehen kann.

Falls es also hart auf hart kommt oder bleibt, weiß ich, dass ich einen entsprechenden Lernschritt auf die sanfte Tour offenbar (noch) nicht kapiere. Das Durchblicken dieses Zusammenhangs hält mich natürlich nicht davon ab, verzweifelt, wütend oder verängstigt zu sein. Aber dann ziehe ich relativ rasch die richtigen Schlüsse. So frage ich mich während einer Herausforderung oder Krise, wie ich anders damit umgehen kann als bisher. Nämlich so, dass sich in genau dieser Situation die Liebe vermehrt – für mich und andere, und zwar in dieser Reihenfolge. Wie würde ich jetzt wohl denken, fühlen und handeln, wenn ich mich schon daran erinnern würde, wer ich wirklich bin – ein göttlicher Liebesfunke, Seele?

Gleichzeitig mache ich mich auf die Suche nach den hartnäckigen Mustern im Unterbewusstsein. Das kann nur von Nutzen sein und beschleunigt den »Glücksprozess«. Außerdem geht es darum, Seele, Bewusstsein und Unterbewusstsein in Einklang zu bringen, damit sie sich nicht gegenseitig ins Handwerk pfuschen.

Ist das mit der Wählerei zwischen den drei Bereichen nun ein wenig klarer? Wenn es scheinbar nicht klappt, hat vielleicht Ihre Seele anders entschieden oder die alten Muster feiern in Ihrem Unterbewusstsein noch fröhliche Urstände.

Wer oder was ist die Seele?

Die Seele besitzt kein Volumen, keine Masse und nimmt keinen Raum ein. Auch die Zeit hat keinen Einfluss auf sie. Auf der tiefsten Ebene der Wirklichkeit sind Sie, Ihre Mutter, Ihr Vater und der Nachbar universelle Wesen, die sich über ein menschliches Nervensystem wahrnehmen. Das heißt, jeder von uns ist ein individuelles Geschöpf – in meinem Fall die liebe Sabine, in Ihrem vielleicht die Angela oder der Franzi. Trotzdem sind wir auch Teil eines großen Ganzen, der universellen Energie, des kosmischen Bewusstseins oder Gottes.

Mir gefällt der Gedanke, dass jeder und jede von uns sozusagen ein »Kind Gottes« ist. Denn er bedeutet, dass wir das göttliche Erbe der Schöpferkraft in uns tragen.

Wenn unser Körper geht, »bleibt« die Seele, denn das ist es, was wir sind. Poetischer ausgedrückt: Der grenzenlose Geist wohnt in jedem von uns.

Was könnte es für Ihr und mein Leben bedeuten, wenn wir in diesem Bewusstsein leben? Wir würden die Angst verlieren, weil wir wissen, dass wir ewig leben. Uns hat es immer gegeben und es wird uns immer geben. Damit gibt es kein zwanghaftes Festhalten-Wollen mehr, kein Kontrollieren, kein Drama. Und dank unserer ererbten Schöpferkraft würden wir uns ein so tolles Leben »erquanteln«, dass Ihnen wie mir schon bei der Vorstellung der Atem wegbleibt. Denn unabhängig davon, wie unser Leben bis jetzt verlaufen ist – wir können jederzeit Einfluss darauf nehmen. Tag und Nacht steht uns das Tor zum jenem universellen Feld offen, aus dem wir alles erschaffen können, was wir wollen – Gesundheit, Wohlbefinden, Geld, Zufriedenheit. Wir sind unendlicher Geist und haben unendliches Potenzial zur Verfügung.

Das letzte Jahrhundert hat den wissenschaftlichen Beweis erbracht, dass unser Geist auf die Quantenenergie – den Stoff, aus dem alles besteht, auch der Körper – Einfluss nimmt. Experimente haben gezeigt, dass es unmöglich ist, der Welt nur von außen zuzusehen. Was wir auch »beobachten« – immer haben wir Überzeugungen und Gefühle, vor deren Hintergrund wir das tun. Häufig sind sie uns bewusst, viel öfter allerdings nicht. »Beobachten« heißt: Wir richten unsere Aufmerksamkeit zu einem bestimmten Zeitpunkt auf eine bestimmte Sache. Und diese Aufmerksamkeit beeinflusst die Wirklichkeit, die wir erleben. Erfolg, Reichtum, Zufriedenheit und natürlich Gesundheit stehen in direkter Verbindung zu dem, wovon wir überzeugt sind. Wenn wir erfolglos, arm und krank sind, brauchen unsere Überzeugungen eine Generalinspektion.

Ganz ehrlich: Was lösen diese Sätze in Ihnen aus? Die Profis unter Ihnen gähnen, weil sie das ohnedies schon wussten, und die »Anfänger« überlegen wahrscheinlich, ob es klug war, Geld für dieses Buch auszugeben. Das verstehe ich gut. Als ich diese Zusammenhänge vor Jahren das erste Mal hörte, hielt ich sie schlicht für Unfug. Doch meine Meditationslehrerin Brigitta brachte mich liebenswürdig-lapidar auf den Boden der Tatsachen: »Es nutzt nichts, so ist es eben.«

Wer hört schon gerne, dass er für seine unerfreulichen Lebensumstände quasi selbst zuständig ist? Ich erlebte unglaubliches Leid, befand mich jahrelang auf einem feindlichen sturmgepeitschten Ozean und sah nicht einmal das kleinste Fleckchen Land. Und nun sollte ich diese feindliche Umgebung aufgrund irgendwelcher Überzeugungen auch noch selbst erschaffen haben? Also wirklich.

Kommt Ihnen diese Art der Gegenwehr bekannt vor? Speziell Menschen, die an einer Erkrankung oder gesundheitlichen Beeinträchtigung leiden, finden diesen Gedanken gar nicht nett. Mir ging es genauso. Warum sollte ich furchtbare Ängste, Panikattacken, Depressionen, ständige Rückenschmerzen, Schwächezustände, Neurodermitis, Schlaflosigkeit und was weiß ich noch alles selbst erschaffen haben? Ja, warum?

Heute bin ich sicher, dass ich mir als Seele vorgenommen habe, alles über Angst zu erfahren. Und diesen Vorsatz habe ich gründlich in die Tat umgesetzt. Da ich alle diese Zustände selbst erlebt habe, weiß ich nun, welch unermessliche Qual schwere Angstzustände, Depressionen und körperliche Beschwerden ins Leben bringen. Aber durch meine eigene Geschichte habe ich nicht nur unendlich viel über mein wahres Wesen gelernt, sondern kann auch als Psychologin, Seminarleiterin und Autorin viel besser helfen.

Warum sträuben sich so viele Menschen, Verantwortung für ihre Überzeugungen zu übernehmen, selbst dann, wenn sie spüren, dass es einen Zusammenhang gibt zwischen ihrer Einstellung und der Realität, die sie erleben?

So seltsam das klingen mag: Veränderungen – auch positive – machen zunächst einmal Angst. Angesichts dessen kann es durchaus attraktiv erscheinen, alles zu lassen, wie es ist. Was man hat, mag die Hölle sein, aber man kennt es zumindest. Gregg Braden hat das sinngemäß so formuliert, dass für viele Menschen schon die Möglichkeit eine Zumutung ist, dass jeder so viel Einfluss hat, weil es oft leichter ist, die Opferrolle einzunehmen. Mit diesen neuen Erkenntnissen gewinnt man aber tatsächlich sehr viel dazu, weil man auf einmal all seine Wünsche Wirklichkeit werden lassen kann.

Fakt ist: Die Annahmen, auf denen wir unser Weltbild der letzten 300 Jahre aufgebaut haben, sind falsch. Die Erkenntnisse der Quantenphysik haben aus den bisherigen Lehren ein Trümmerfeld gemacht.

Denn die ganze Quantenenergie verhält sich wirklich höchst seltsam:

- Sie kann in zwei unterschiedlichen Zuständen existieren: als Welle und als Teilchen.
- Ein Quantenteilchen kann sich an einem Ort aufhalten, aber auch an zwei oder an vielen Orten gleichzeitig. Miteinander verschränkte Teilchen wirken auch über große Distanzen aufeinander ein. Eine Veränderung bei einem

dieser Teilchen bewirkt eine Veränderung auch bei den Teilchen, mit denen dieses Teilchen verbunden ist.

- Die Teilchen sind in der Lage, miteinander zu kommunizieren. Vergangenheit und Zukunft existieren für das Quantenteilchen nicht. Es gibt nur das Hier und Jetzt. (Übrigens hat auch die Mystik schon immer vertreten, dass Zeit eine Illusion ist.)

Jetzt wird es richtig spannend. Immerhin besteht alles, was existiert – also auch Sie, ich und der Nachbar –, aus Quantenteilchen. Da erhebt sich natürlich die Frage: Können wir alle das auch? Gregg Braden sagt dazu ganz konkret: »Wenn die Teilchen, aus denen wir bestehen, sich an zwei Orten gleichzeitig aufhalten können, dann können wir das auch.« Es gab und gibt immer wieder Personen, denen nach verlässlichen Zeugenaussagen das Vermögen zugeschrieben wird, sich an zwei Orten gleichzeitig aufzuhalten, etwa Pater Pio oder Leonhard Hochenegg, die wir weiter oben bereits kennengelernt haben, oder auch der indische Yogi Yogananda.

Quantenphysik ganz konkret

Unser Geist erzeugt Wirklichkeit kraft unserer Überzeugungen. Wenn Ihnen Verschiedenes in Ihrem Leben nicht gefällt, dann lohnt es sich, zunächst einmal die Verantwortung für das zu übernehmen, was Sie bis jetzt erschaffen haben – was auch immer das ist. Auf irgendeiner Ebene sollte es genauso sein. Im nächsten Schritt aber sollten Sie Ihre Überzeugungen ändern. Unterziehen Sie also Ihr Denken einer gründlichen Überprüfung: Wie denken Sie über sich selbst und das Leben im Allgemeinen? Was halten Sie prinzipiell für möglich und was für unmöglich? Gerade bei diesem letzten Punkt lohnt es sich, besonders genau hinzuschauen.

Wenn Sie Ihre Überzeugungen ändern, ändert sich die Welt um Sie herum. Oder, wie Gregg Braden sagt: »Die Kraft unserer ›Überzeugungswellen‹ in der Quantenwelt gestaltet unsere Wirklichkeit.« Auch in Neale D. Walschs »Gesprächen mit Gott« ist nachzulesen: »Manche von euch sind wach, andere wandeln im Schlaf. Trotzdem erschafft ihr alle eure eigene Realität.« Ist Ihnen klar, was das bedeutet? Wir »machen« unser Leben, unser Glück, unsere Krankheit *und* – konsequent weitergedacht – auch unsere Heilung. Da aber die meisten von uns sehr viele hinderliche Überzeugungen haben, sind die Ergebnisse häufig unerfreulich.

Die Herausforderung, vor die uns die Quantenphysik stellt, lautet also: »Wie kann ich mein Denken und Fühlen so verändern, dass ich das für mich beste Leben erschaffe?«

Wie geht man das Ganze an? *Wie können Sie und ich Realität erschaffen?* Ich habe dazu so ziemlich alles gelesen, was mir in die Hände und vor die Augen kam. Ich habe klar definiert, was ich will. Ich habe mich bemüht, eindeutige Botschaften zu formulieren und diese ins Universum geschickt. Ich habe höhere Mächte um Unterstützung gebeten.

Ich habe Blockaden aufgespürt und nach bestem Wissen und Gewissen aufgelöst. Ich habe mir und allen anderen versichert, dass ich es verdiene, glücklich zu sein. Ich habe Dankbarkeitslisten geführt, gebetet, meditiert und versucht, die Verbundenheit mit allem, was ist, zu fühlen, so gut ich kann. Denn trotz aller theoretischen Kenntnisse kann ich mir dieses Verbundensein nur sehr abstrakt vorstellen.

Sicherlich habe ich auch noch einiges andere gemacht, an das ich mich nicht mehr erinnere. Doch leider muss ich sagen, dass das Ergebnis äußerst mangelhaft war. Im Großen und Ganzen litt ich weiterhin an all dem, woran ich vorher auch gelitten hatte. Wie verhält es sich nun also mit uns und der Quantenwelt? Wie komme ich an diese anderen Wirklichkeiten, die so dicht neben der Wirklichkeit liegen, die ich kenne?

Der berühmte Dichter Khalil Gibran sagt dazu in seinem Hauptwerk »Der Prophet«: »Niemand kann euch etwas eröffnen, das nicht schon im Dämmern eures Wissens schlummert.« Und der Sufi-Mystiker Rumi konstatiert: »Was sind wir doch für merkwürdige Wesen! Wir sitzen in der Hölle am Grunde der Dunkelheit und fürchten unsere Unsterblichkeit.« Wenn ich die beiden Herren richtig verstehe, geht es also darum, zu erkennen, dass wir diese unglaubliche Macht *tatsächlich* haben. Sie war immer in uns, ist es noch und wird es immer sein. Als ich das einmal halblaut vor mich hinsagte, wurde mir plötzlich klar, dass bei mir der Haken genau dort lag: Ich hoffte, dass die Dinge sich so verhalten. Ich wünschte es mir von Herzen. Aber *glaubte* ich es wirklich und wahrhaftig? Wenn ich ehrlich bin, war ich nicht voll überzeugt.

Wie steht es diesbezüglich bei Ihnen? Sind Sie felsenfest davon überzeugt, dass Sie Realität erschaffen können? Wissen Sie, wie viel Macht Sie besitzen? Ist Ihnen klar, dass das göttliche Erbe der Schöpferkraft Ihr Geburtsrecht ist? Oder finden Sie diesen Gedanken zwar irgendwie aufregend, aber an der tiefen Gewissheit mangelt es?

Wir haben es ja auch wirklich nicht leicht. Einerseits wurde den meisten von uns gesagt, dass wir den Geschehnissen der Welt ausgeliefert sind. Auf der anderen Seite vermitteln uns die Meister der Spiritualität, dass in uns eine Kraft existiert, die ewig und unzerstörbar ist – ja, dass wir diese Kraft *sind*. Was stimmt denn nun?

Vielleicht besteht die größte Herausforderung darin, die Wahrheit zu ertragen. Haben wir den Mut, zu akzeptieren, wer wir in diesem Universum sind und die Rolle anzunehmen, die wir nun einmal haben? Wieder hat Gregg Braden ja so recht, wenn er sagt: »Wenn wir diese Frage bejahen, müssen wir auch die Verantwortung übernehmen, die das Wissen mit sich bringt, dass wir die Welt verändern können, wenn wir uns selbst verändern. Wir sind kosmische Kinder, die ihre tiefsten Überzeugungen auf der Quantenleinwand des Lebens zum Ausdruck bringen. Was bedeutet es also, wenn wir die zerstörerischen Glaubenssätze unserer Vergangenheit in lebensbejahende Überzeugungen der Heilung verwandeln?«

Wir leben unser Leben gemäß unseren Überzeugungen. Das heißt: Unabhängig von dem, was wir *tun*, werden wir nur das erreichen, was unsere Überzeugungen gestatten. Wir erleben also das, was den Überzeugungen entspricht, die wir über die Welt, uns selbst, unsere Möglichkeiten und unsere Begrenzungen haben. Gregg Braden formuliert es noch dramatischer: »Es ist daher untertrieben zu sagen, dass Überzeugungen für unser Leben eine wichtige Rolle spielen. Sie *sind* unser Leben!«

Persönlich glaube ich nicht, dass unsere Überzeugungen unser Leben *sind*, aber ich weiß, was Braden damit meint. Die Quantenphysik lehrt uns, dass der »beobachtende Geist« die Hauptrolle spielt – in jedem Bereich und deshalb auch bei den Vorgängen rund um Gesundheit und Heilung: Er steuert das Immunsystem, reguliert die Hormone und aktiviert (oder blockiert!) die Selbstheilungskräfte. Deshalb ist es so unermesslich wichtig, dass wir uns mit unseren Gedanken und Gefühlen auseinandersetzen.

Als ich begann, mich mit der Materie zu beschäftigen, fragte ich mich: Wenn wir nur noch das erschaffen, was wir möchten, dann machen wir keine unangenehmen oder leidvollen Erfahrungen mehr. Aber entwickeln wir uns dann noch weiter? Denn letztlich sind es doch gerade diese Erfahrungen, an denen wir lernen. Heute sehe ich das so: Wenn wir erst einmal wirklich erkannt haben, dass wir unsterbliches Bewusstsein sind, »Gottes Kinder«, reine Liebe, auf ewig verbunden, ausgestattet mit der Kraft zu erschaffen, dann gibt es hier nichts mehr zu lernen. Dann haben wir die »Lernaufgabe« erfüllt, für die wir auf die Welt gekommen sind. Wir müssen nicht leiden, wir dürfen und sollen glücklich sein – um uns daran wieder zu erinnern, sind wir gekommen. Denn überliefertem spirituellem Wissen gemäß ist unsere wahre Heimat die ewige Glückseligkeit. Dort kommen wir her, dort gehen wir hin. Strenggenommen haben wir diese Heimat nie verlassen – nur haben wir das eben vergessen. Wenn wir uns also schon »zu Lebzeiten« als Sabine, Hanni, Nanni, Erwin und Konrad daran erinnern, haben wir es wohl geschafft. Vermutlich werden wir uns dann in einer anderen Dimension oder einem nächsten Leben weitere Erfahrungsmöglichkeiten suchen. Es sei denn, wir sind so vernünftig, zumindest eine Zeit lang (die es ja auch gar nicht gibt – du meine Güte!) einfach nur die astralen oder energetischen Beinchen hochzulegen ...

Es gibt ein Gleichnis über die letzte Wirklichkeit: Stell dir vor, du befindest dich mit einer Taschenlampe in einem völlig dunklen Raum. Wenn du die Lampe aufdrehst, siehst du ein wunderschönes Bild. Dann wird der Raum plötzlich hell und du erblickst rund um dich noch viele herrliche Gemälde – eines großartiger als das andere. In diesem Moment erkennst du, dass der Raum voll ist mit Bildern, die du betrachten kannst. Du musst dich nicht nur auf das eine beschränken, das du im Licht deiner Taschenlampe gesehen hast.

Das ist mit dem Erkennen der wahren Wirklichkeit gemeint – die Umgebung wird in Licht getaucht. Sie haben also die Wahl. Dieses Kunstwerk, das andere oder doch lieber jenes dort drüben? Sie können wählen, nur konnten Sie das in der Dunkelheit nicht erkennen. Aber nun ist es hell und Sie sehen die Wahrheit.

Ist es das, was in Momenten der Heilung geschieht? Wird es in diesen Augenblicken »hell« und damit die scheinbare Trennung zwischen unserer Welt und der wirklichen Welt durchbrochen? Haben wir plötzlich – durch was auch immer – Zugriff auf diesen Bereich, in dem Wunder nichts Besonderes sind, sondern ganz normal? Alles spricht dafür, dass das so ist. Die Frage aller Fragen lautet dann: »Was kann ich tun, um dieses Potenzial anzuzapfen? Wie komme ich dorthin und kann dann Wunder bewirken?«

Die medizinische Forschung schreitet ständig voran. Wir gewinnen immer neue Erkenntnisse über Hormone, Immunbotenstoffe und Tumorhemmer. Aber wie erklärt die Medizinwissenschaft Spontanheilungen oder das Laufen über glühende Kohlen ohne Auftreten von Brandwunden? Diese Phänomene beruhen darauf, dass es Energiefelder gibt, die unsere Gesundheit beeinflussen.

Der international bekannte amerikanische Zellbiologe Bruce Lipton sagt: »Es ist hoch an der Zeit, die Entdeckungen der Quantenphysik in die Medizin einfließen zu lassen, damit wir ein neues, sicheres Gesundheitswesen schaffen können, das mit den Kräften der Natur im Einklang steht.« Manche Fachgebiete der Naturwissenschaft wie zum Beispiel die Elektronik haben die Quantenphysik bereits integriert. Und man sollte doch annehmen, dass die Medizin es gar nicht erwarten kann, die unglaublichen Erkenntnisse dieser Wissenschaft für die Heilung von Krankheiten zu nutzen.

Doch welche Fortschritte hat die Biomedizin mit Hilfe der Quantentheorie bisher gemacht? Die Antwort von Bruce Lipton: »Die Liste ist sehr kurz. Es gibt keine.«

Die Quantenphysik lehrt, dass es keine Trennung zwischen Geist und Materie gibt. *Das ist der Beweis dafür, dass der Geist den Körper direkt beeinflusst.* Liebe Ärzte und Forscher rund um den Globus: Bitte hört auf, diese Tatsache zu ignorieren und berücksichtigt sie bei Diagnose und Behandlung. Glücklicherweise gibt es schon Wissenschaftler, die das alte Weltbild verlassen und sich den neuen Erkenntnissen zuwenden. Sie schreiben Bücher, die nicht nur Fachleute verstehen, sondern auch Laien (vgl. dazu die Buchtipps am Schluss). Und ich habe schon mit einigen Ärzten gesprochen, die sich in Eigeninitiative damit auseinandersetzen. Das lässt hoffen.

Hier soll natürlich nicht bestritten werden, dass Medikamente, Operationen und andere schulmedizinische Therapien sehr oft eine wichtige Funktion erfüllen. Aber das wirkliche Verständnis um die Vorgänge bei Erkrankung und Heilung geht weit darüber hinaus.

Quantenheilung:
Gesund werden mit dem »Nichts«

Als ich das erste Mal von der Quantenheilung hörte, war ich nur mäßig interessiert. Offenbar versprach da wieder einmal ein cleverer Mensch: »So werden Sie geheilt in 60 Sekunden«. Im konkreten Fall hieß das Werk »Quantenheilung« und stammte von dem amerikanischen Arzt Dr. Frank Kinslow. Der Untertitel lautete: »Wirkt sofort – und jeder kann es lernen«. Ein anderer Autor, Dr. Richard Bartlett, behandelte mit seinem Buch »Matrix Energetics« dasselbe Thema.

Meine Erfahrungen als klinische Psychologin haben mich gelehrt, dass Heilungsprozesse in der Regel ihre Zeit brauchen. Wenn sie doch spontan geschehen, ist das eben als Wunder einzustufen. Und nun behaupteten Dr. Kinslow und Dr. Bartlett, dass sie eine einfache Methode gefunden hatten, um jahrelanges psychisches Leid und körperliche Erkrankungen in wenigen Augenblicken zum Verschwinden zu bringen.

Trotz meines Misstrauens kaufte ich die Bücher. Und dann machte ich die Übung »Den Finger wachsen lassen« aus Kinslows Buch. Das Ganze dauerte einige Sekunden. Danach blickte ich auf meinen Finger und versuchte herauszufinden, was da gerade geschehen war. Meine Gefühle schwankten zwischen Unglauben, Euphorie, Glückseligkeit und tiefer Demut.

Mein Tipp: Kaufen Sie das Buch und machen Sie die Übung selbst! Ich kann Ihnen jetzt schon sagen, was passieren wird. Der eine Finger sieht plötzlich länger aus! Als ich mit eigenen

Augen sah, dass mein rechter Mittelfinger den anderen über-
ragte (vorher waren sie absolut gleich lang gewesen), fiel ich
fast vom Stuhl. Das konnte es einfach nicht geben. Finger
wachsen nicht – nicht in einer Minute, nicht in einer Stunde.
So etwas machen Finger nicht.

In diesem Augenblick fiel ich für immer aus meinem bisherigen Überzeugungssystem. Ich hatte ja schon viele unglaubliche Geschichten mit eigenen Ohren gehört und Menschen
gesehen, die spektakuläre Heilungen erlebt haben. Aber nun
saß ich an diesem grauen Februartag an meinem Schreibtisch
und erfuhr am eigenen Leib etwas, das es eigentlich nicht
geben konnte. Gleichzeitig war ich unermesslich glücklich.
Wenn *das* gerade passiert war, dann war alles möglich.

Ich habe zu diesem Selbstversuch anschließend meine Mutter, eine Freundin und noch einige andere Menschen ermun-
tert. Immer mit dem gleichen Ergebnis – der Finger wurde
binnen Sekunden länger.

Was geschah hier? War das »Wachsen des Fingers« ein dra-
matisches Beispiel für die Macht unseres Geistes? Können
wir wirklich und wahrhaftig durch bloße Konzentration auf
»etwas« dieses »Etwas« in die Wirklichkeit holen? Funktioniert das Leben auf diese Weise und haben wir das nur noch
nicht in vollem Ausmaß begriffen? Hat die Quantenphysik
recht, und wir erschaffen unsere Realität, indem wir eine bestimmte Möglichkeit durch »Beobachten« aus dem Meer von
Wahrscheinlichkeiten holen? Das eben Geschilderte lässt
eigentlich nur eine Antwort zu: *Ja*. Skeptiker behaupten, dass
man automatisch den einen Finger verschiebt, weil man das
Experiment ja mit einer bestimmten Erwartungshaltung
macht. In meinem Falle kann ich nur sagen, dass ich erwar-
tete, dass *nichts* passieren würde. Aber versuchen Sie es einfach selbst.

Seit jenem Augenblick bin ich noch offener für »unerklärliche Wunder«, als ich es zuvor schon war. Ich vertiefte mich also weiter in diese Quantenheilung und versuchte, das Gelesene in eigener Sache umzusetzen. Bisher kann ich vermelden: zwei Mal Migräne gestoppt, einen Beklemmungszustand beseitigt und bei einem Fernheilungsversuch an einer erkälteten Freundin Erfolg gehabt. Das hätte ich mir nicht träumen lassen. Seither bin ich nicht nur begeisterte Anwenderin, sondern erzähle auch jedem, der es hören will, von meinen Erlebnissen. Ein Freund ist der Meinung, dass ich mir das alles nur einbilde. Aber wenn eine Einbildung solch ein Ergebnis hat, bin ich damit hochzufrieden.

Was ist Quantenheilung?

Quantum Entrainment, Matrix energetics, Quantenharmonisierung, Quantenheilung – das sind verschiedene Namen für eine rasch wirksame, wissenschaftlich untersuchte Methode, die Schmerz lindert und Heilung fördert. Sie bewirkt in Psyche und Körper meist unmittelbar spürbare Veränderungen, und zwar sowohl beim Ausführenden als auch beim Empfänger.

Was sind nun die Grundlagen dieser Heilmethode? Ich habe mit Freude festgestellt, dass Quantenheilen eigentlich die praktische Anwendung der Erkenntnisse der Quantenphysik darstellt. Quantenheilung macht sich die Tatsache zunutze, dass alles aus Energie besteht – auch unser Körper. Wenn nun die Schwingung eines Organs oder Vorgangs im Körper aus dem Gleichgewicht ist, nennen wir das Störung oder

Krankheit. Heilung findet dann statt, wenn harmonische Schwingungen die disharmonischen neutralisieren.

Das Wichtigste beim Heilungsprozess ist das »reine Bewusstsein«. Reines Bewusstsein ist unvergängliche Liebe, Friede, ewiges Sein. Es ist form- und grenzenlos. Alles, was für uns sichtbare Form hat – der Schreibtisch, das Buch, der Körper –, entsteht aus dem reinen Bewusstsein. Oder, wie Frank Kinslow es so poetisch formuliert: »Aus dem Schoß des reinen Bewusstseins wird das Netz der Schöpfung gesponnen. Dieser Schoß enthält das ›stoffliche Zeug‹, das still darauf wartet, Form zu werden.«

Erinnern Sie sich an das vorhergehende Kapitel über Quantenphysik. Diese Wissenschaft erklärt uns, dass zum Beispiel ein »Sessel« als Idee im formlosen Sein darauf wartet, dass die Absicht eines Geistes (Ihre, meine, die von Thomas oder Renate) ihn in die Wirklichkeit holt. Erst dadurch wird aus der reinen Energie die Materie des Sessels. Es kommt also alles quasi aus dem »Nichts«.

Das soll nun einer verstehen. Aber so ist es nun einmal. Wie sehr wir uns auch bemühen, wir können reines Bewusstsein niemals mit dem Verstand erfassen. Versuchen Sie es also erst gar nicht, sondern schalten Sie ihn weg und lauschen Sie dahinter. Überlegen Sie zum Beispiel einmal, was Gedanken eigentlich sind. Können Sie sie – im normalen Bewusstseinszustand – je stoppen? Also, ich kann es nicht. Und Sie können es sehr wahrscheinlich im Normalfall auch nicht, es sei denn, Sie verfügen über langjährige Meditationserfahrung. Nachdem das innere Geplapper also nicht abzustellen ist, entstammen die Gedanken offenbar einer Quelle unerschöpflicher Energie (= reines Bewusstsein). Reines Bewusstsein ist die Quelle der Energie, ohne selbst Energie zu sein. Es hat das Potenzial, alles zu erschaffen, aber es hat noch nichts erschaffen. Das tut ja erst die Absicht des Beobachters.

Wer beobachtet aber nun die Gedanken? Die Antwort lautet: Das reine Bewusstsein. Und das ist genau das, was Sie, ich und alle anderen sind: reines Bewusstsein. Ist Ihnen in besonderen Momenten nicht auch schon aufgefallen, dass es immer »etwas« oder »jemanden« gibt, der beobachtet, was abläuft? Dieser Jemand hat nichts mit dem zu tun, was Sie als »Ich« bezeichnen. Ihr wahres Wesen ist dieser ewige, stille Zeuge. Der Körper, Ihre Freunde, Gefühle und Gedanken kommen und gehen. Aber das reine Bewusstsein – jener geheimnisvolle Zeuge – bleibt ewig bestehen. *Sie* bleiben ewig bestehen. (Ich empfehle in diesem Zusammenhang Ekkehart Tolles Buch »Jetzt!« – dort ist dies wunderbar beschrieben.)

Was ändert sich, wenn Sie sich an Ihr wahres Wesen erinnern? Alles, einfach alles. Wenn Sie sich als unsterbliches, grenzenloses Bewusstsein erkennen, verschwindet die Abhängigkeit vom Ihrem Körper. Denn Sie sind jenseits von Wandel und Tod – ewig und unzerstörbar. Es geht nun darum, dieses »wahre Wesen« im Alltag zu fühlen. Stellen Sie sich vor, wie Sie Ihr Leben führen würden, wenn Ihnen zu jeder Zeit bewusst wäre, wer Sie wirklich sind. Was auch geschieht, es kann Ihnen gar nichts geschehen. Denn das, was Sie sind, ist unzerstörbar. Wahrscheinlich werden Sie sich trotzdem ärgern, traurig oder ängstlich sein. Aber nicht für sehr lange. Dann blitzt zwischen diesen Gefühlen Ihr wahres Wesen durch und Sie werden sich wieder entspannen. Und dabei lächeln.

Gesundheit ist Ordnung. Je mehr Ordnung wir wiederherstellen, desto gesünder sind wir. Quantenheilung bedeutet, reines Bewusstsein in ein disharmonisches System einfließen zu lassen. Wichtig ist, dass nicht die Methode und auch nicht ein bestimmter Mensch Heilung bewirkt. Heilung ist in Wahrheit eine Wirkung des »Kontaktes« mit dem reinen Bewusstsein. Wenn Sie Quantenheilung anwenden, wenden Sie sich direkt an die Quelle der Schöpfung. Sie zapfen also die kraft- und energievollste Quelle an, die uns zur Verfügung steht.

Was passiert bei einer »Sitzung«?

Sie kämpfen nicht *gegen* den Krebs, *gegen* den Schmerz, *gegen* irgendeinen Zustand, sondern Sie »verbinden« sich mit dem reinen Bewusstsein. In seiner Gegenwart löst sich alles auf, was der Ordnung nicht entspricht.

Wenn Sie also Rückenschmerzen heilen möchten, formulieren Sie die Absicht: »Ein starker gesunder Rücken.« Das genügt dem reinen Bewusstsein, um »tätig« zu werden. Sie brauchen sich nur auf das Endergebnis zu konzentrieren, und das Bewusstsein erledigt die restliche Arbeit. Frank Kinslow nennt diese Methode »Heilen für Faulpelze«.

Es gibt drei Zutaten der Quantenheilung:

1. Das reine Bewusstsein als Hauptakteur.

2. Die Absicht: Sie weist dem reinen Bewusstsein die Richtung und teilt damit quasi dem Formlosen mit, welche Form es nach Ihren Wünschen annehmen soll. Darum ist es wichtig, dass Sie genau festlegen, was Sie heilen wollen. Dann treten Sie zurück und betrachten den jeweiligen Zustand als bereits geheilt.

3. Wohlgefühl: Eine sanfte Entspanntheit tritt ein, wenn Sie jede Erwartung aufgeben, loslassen und sich vertrauensvoll dem Prozess hingeben. Frei nach der Devise: »Nichts muss, alles kann sein.«

Vertreter der Quantenheilung sprechen häufig von der »Kraft der Welle«. Damit ist das Wohlgefühl gemeint, das sich einstellt, wenn ein Impuls durch das gesamte Energiefeld bis ins reine Bewusstsein ausgelöst wird. Wie das geht? Mit der Zwei-Punkte-Methode. Die lernen Sie gleich kennen.

Wie finde ich zum »reinen Bewusstsein«?

Sie können nicht »finden«, was Sie schon sind. Das reine Bewusstsein ist immer »da«. Der stille, friedvolle, ewige Beobachter – das, was Sie in Wahrheit sind.
Frank Kinslow sagt es so: »Das Heilen mit der Quantenheilungsmethode ist im Endeffekt die Erkenntnis, dass nicht *Sie* heilen. Sie erzeugen keine positive Energie und verordnen keine Rezeptur. Sie stellen einfach eine Atmosphäre her, in der Heilung stattfinden kann, indem Sie das Feld vollkommener Ordnung anzapfen. Diese heilende Präsenz ist keine fremde Kraft, die sich außerhalb von Ihnen befindet, sondern Ihre ureigene Essenz – das eine Bewusstsein –, nicht mehr und nicht weniger. Sie besitzen diese Kraft nicht, Sie *sind* diese Kraft. Mühelos werden Sie die Grenzen überschreiten, die Sie jahrzehntelang um Ihr kleines ›Ich‹ aufgebaut haben.«

Die Zwei-Punkte-Methode

Wie wäre es, nun einmal praktisch einzusteigen? Schnappen Sie sich dazu einen »Patienten« – jemanden, den Sie kennen und der über Beschwerden klagt – und legen Sie los. Dabei ist wichtig, dass Sie die Ursache der Beschwerden nicht zu kennen brauchen. Sie müssen nur wissen, was Ihr Patient wünscht – zum Beispiel, dass seine Rückenschmerzen aufhören.

- Ihre Absicht lautet also: »Ein gesunder starker Rücken.«
- Legen Sie nun einen Finger auf eine beliebige Körperstelle.
- Finden Sie dann instinktiv einen zweiten Punkt und legen Sie einen Finger der anderen Hand darauf. Dieser zweite Punkt kann sich auch im Energiefeld der Person befinden.
- Spüren Sie nun, was Sie in Ihrem ersten Finger fühlen.
- Nun konzentrieren Sie sich auf die Fingerspitze des anderen Fingers.
- Wie fühlen sich die beiden Finger an? Bleiben Sie gedanklich kurz dabei.
- Dann stellt sich bei Ihnen plötzlich ein Wohlbefinden ein.
- Bleiben Sie bei diesem Wohlgefühl, während Sie weiter spüren, wie sich die beiden Fingerspitzen auf dem Körper anfühlen.
- Machen Sie das so lange, bis Sie eine Veränderung im Körper Ihres Patienten spüren – Seufzen, Lachen, oder die Muskelspannung lässt nach. Möglicherweise fällt er auch um – daher immer absichern!
- Spüren Sie noch einmal das gute Gefühl, dann nehmen Sie die Finger weg.

Ihr Patient sollte während dieser Zeit gar nichts tun, sondern die Dinge einfach geschehen lassen.

Die Quantenheilmethode heilt beide – Sie und den Empfangenden. Beide Körper reagieren auf die bewusste Präsenz des reinen Bewusstseins mit Entspannung, der Geist mit Frieden. Ist das nicht herrlich?

Was ist passiert, wenn die Beschwerden nicht verschwinden? Dann soll es im Moment so sein. Treten Sie beiseite und lassen Sie geschehen, was geschehen will. Wiederholen Sie den gesamten Vorgang zu einem anderen Zeitpunkt. Noch einmal Frank Kinslow: »Je häufiger Sie die Quantenheilung praktizieren, desto mehr Heilung findet in Ihrem Leben statt. Im Grunde genommen lernen Sie zu lieben. Und genau genommen können Sie lieben nicht lernen, weil Sie Liebe *sind*. Reines Bewusstsein ist reine Liebe. Wir haben gehört, dass die Liebe alles besiegt. Und jetzt haben wir Gelegenheit, uns das zu beweisen.«

Auch psychische Beschwerden lassen sich mit der Quantenheilung beseitigen.

Ich kann Ihnen nur raten, es einfach zu probieren. Seit ich Quantenheilung nahezu jeden Tag praktiziere, fühle ich mich seltsam anders. Seltsam besser, um ehrlich zu sein. Sie können auch technische Geräte »behandeln«, Fernbehandlungen durchführen, indem Sie statt der Person etwa einen Sessel berühren, oder sogar bestimmte Situationen in reines Bewusstsein tauchen. Frank Kinslow berichtet, dass er sein Manuskript über die Quantenheilung einem Guss reinen Bewusstseins aussetzte. Das Buch wurde binnen kurzem zu einem Bestseller. Sie können sich also vorstellen, was *ich* sofort getan habe, nachdem ich das gelesen hatte ...

»Erquanteln« Sie sich also alles, was Sie möchten. Das Werkzeug dazu halten Sie nun in Händen. Das Allerwichtigste: Haben Sie Spaß dabei!

»Ich nutze die Kraft der Welle«: Heilen mit der Quantenmethode

Mir gegenüber sitzt eine attraktive Frau mit langen blonden Haaren und rot geschminkten Lippen. Lebenslust umgibt sie wie eine Aura, und sie strahlt eine intensive Sinnlichkeit aus. Ihr abenteuerlicher Lebenslauf klingt wie ein Roman, in dem die Heldin stets ihren eigenen Weg geht: Margit Satyana, 55 Jahre alt, hat in England, im Irak, in Gambia und Algerien gelebt und war als Reiseleiterin, Deutschlehrerin, Energetikerin tätig. Darüber hinaus hat sie die Methode »The Journey« von Brandon Bays nach Österreich gebracht. Sie hat einen 30-jährigen Sohn, der dem seltenen Beruf des Meeresbiologen nachgeht.

Irgendwann kam Margit Satyana mit Quantenheilung in Berührung. Sie machte Ausbildungen bei Dr. Richard Bartlett in den USA und bei Dr. Frank Kinslow in Deutschland. Seither leitet sie Quantenmatrix-Transformationsseminare und nennt sie »Playshop«. Der Name bringt schon zum Ausdruck, dass alles leicht, spielerisch und mühelos geht: Ein Thema formulieren, ein Finger auf den Körper oder etwas entfernt davon, zweiten Finger postieren, loslassen, Kontakt mit der Quantenwelt, der Matrix, dem göttlichen Feld aufnehmen, die Welle kommen lassen – die alte Realität kollabiert, die neue baut sich auf. Und das alles in Sekunden oder Minuten. Margit:

»Es ist fast so, als ob wir uns auf einer tiefen Ebene erinnern dürfen, dass wir tatsächlich Schöpfer unserer Realität sind. Und dass wir unsere Wirklichkeit daher jederzeit verändern können. Die Quantenphysik lehrt, dass alles Licht, Information und Schwingung ist und wir darauf Einfluss nehmen können – mit einem Werkzeug, das so einfach ist, dass selbst Kinder es anwenden können.«

In den Seminaren öffnen sich die TeilnehmerInnen für das, was auch immer geschehen möchte – ohne angespannte Erwartung. Das ist der wichtigste Punkt: Offenheit für die Wunder, die geschehen können und der Verzicht darauf, ein Ergebnis erzwingen zu wollen. Margit formuliert das sehr schön: »Ich möchte mich wohl fühlen können, ohne zu wissen, was als Nächstes passiert.« Das ist Vertrauen pur. Was auch immer geschieht, ist in Ordnung, denn das Göttliche, von dem wir ein Teil sind, will immer nur das Beste.

Seit Margit Satyana die Zwei-Punkte-Methode praktiziert, hat sich in ihrem Leben viel geändert. Das Geld fließt, die Gesundheit hat sich verbessert, ihre Lebensfreude ist derart gewachsen, dass sie sehr oft einfach »grundlos« glücklich ist. Margit empfindet das so, als ob jedes Molekül in ihrem Körper sich neu geordnet hätte.

Die Zwei-Punkte-Methode gibt sie bei Seminaren, auf Wüstenreisen und in Retreats weiter.

Eine ihrer Teilnehmerinnen, die 37-jährige Christina Koppensteiner, wendet die Methode inzwischen regelmäßig an: »Als ich das erste Mal von dieser Methode hörte, war ich sehr skeptisch. Aber dann habe ich meine monatlichen Bauchschmerzen ›gepunktet‹. Ich litt seit über zehn Jahren während der Zeit des Eisprungs an heftigen Krämpfen, und niemand konnte mir bislang helfen. Mit der Zwei-Punkte-Methode dauerte es nur ein paar Sekunden – dann waren sie weg und sind nie wiedergekommen. Seither punkte ich einfach alles: Müdigkeit, Unwohlsein oder was auch immer nicht funktioniert.

Ich habe mein eigenes Ritual entwickelt. Bevor ich beginne, erinnere ich mich an folgende Tatsache: ›Ich bin reines Bewusstsein, Licht und Information. Nun erschaffe ich eine andere Realität.‹ Bei mir kommt die Welle manchmal von vorne, dann von hinten oder sie geht durch mich hindurch. Meist dauert das wenige Sekunden, manchmal eine halbe Minute. Manchmal punkte ich drei Mal zum gleichen Thema, damit ich meine Überzeugungsgrenzen umgehe. Das funktioniert sehr gut.

Es ist sehr wichtig, im Hintergrund immer gegenwärtig zu haben, dass alles möglich ist. Wenn Sie denken ›Ich werde diese Krankheit für immer haben‹, dann wird es auch so sein. Denken Sie lieber an Herzensöffnung, Selbstliebe, Glaube, Führung und Kreativität.«

Gene sind nicht alles:
Das geheime Leben der Zellen

Ich war schon immer davon überzeugt, dass unsere Psyche die Vorgänge im Körper bestimmt. Gefühl, Intuition und Herz sagten mir, dass es sich so verhält. Aber noch zu Beginn meiner Tätigkeit als Psychologin vor ungefähr 25 Jahren erntete ich mit dieser Überzeugung Unglauben, Ablehnung oder sogar Spott. Glücklicherweise hat sich in der Zwischenzeit doch einiges in Richtung dieser Überzeugung verändert. Derzeit überschlagen sich die neuesten Forschungsergebnisse bezüglich der Wirkung von Gefühlen und Gedanken auf den Körper in geradezu spektakulärer Art und Weise. Bis in die kleinsten Mechanismen der Zelle lässt sich der Weg der Psyche nachvollziehen. Und als Endergebnis steht fest: Der Geist formt die Materie – auch unseren Körper.

Verstehen Sie die phantastischen Möglichkeiten, die sich durch diese Tatsache für jeden Heilungsprozess ergeben? Ich muss das immer wieder fragen, weil ich es Ihnen von jeder Seite her bewusst machen möchte.

In tiefem Respekt vor den Mysterien des Lebens sehe ich in den neuen Erkenntnissen eine Vielzahl von Möglichkeiten zur Verbesserung der Lebensqualität, die in unserer Hand liegen. Auch wenn die allerletzten Geheimnisse noch immer nicht völlig entschleiert sind, so erhaschen wir doch immer mehr Blicke darauf, wie wir und das Leben »funktionieren«. Und aus ganz unterschiedlichen Bereichen bekommen wir die gleiche Botschaft: aus der Gehirnforschung, der Genetik, der Biologie, der Chemie, der Quantenphysik *und* den alten Weisheitslehren: Jeder von uns gestaltet *alles*, sogar die Verhältnisse in unserem Körper. Und damit haben wir so viel mehr Macht, als uns in der Regel bewusst ist.

Also: *Was wir denken und fühlen, hat eine Wirkung auf körperliche Strukturen und verändert sie.* Das bedeutet nicht nur, dass aufbauende Gedanken und Gefühle dazu führen, dass wir uns auch physisch besser fühlen, sondern, dass sich der Körper unter diesem Einfluss regelrecht »umbaut«. Unser Denken und Fühlen schafft nicht nur (körperlich) ein neues Gehirn, sondern wirkt auch bis in jede kleine Zelle. Unser Gehirn verändert sich mit den Eindrücken, die wir aufnehmen, den Schlüssen, die wir daraus ziehen, und den Dingen, die wir tun.

Einer der bekanntesten Erforscher des Zusammenhangs von Geist und Körper ist Professor Joachim Bauer vom Universitätsklinikum Freiburg. Er sagt: »Erfahrungen hinterlassen sozusagen einen ›Fingerabdruck‹ in den biologischen und genetischen Strukturen unseres Körpers. So führen traumatische Eindrücke nicht nur zu psychischen Symptomen, sondern auch zu einem Verlust an Nervenzellen, Synapsen und Nervenzellfortsätzen. Und hätten wir die Möglichkeit, einmal im Jahr eine Reise in unser Gehirn zu machen und uns dort mit einem Elektronengehirn umzusehen, würden wir jedes Mal eine erheblich veränderte Landschaft entdecken. Der Grund dafür ist, dass unser Denken, Fühlen und Erleben die Aktivität von Genen steuert und die Strukturen im Gehirn verändert.« Selbst die lange als unveränderlich geltenden Gene werden durch Ereignisse, Erlebnisse und Lebensstil beeinflusst. Sie agieren nicht aus sich heraus, sondern sind lediglich die »Klaviatur«, auf der der Organismus spielt. Gene sind flexibel, kommunikativ und reagieren auf Reize.

Einer der Pioniere der »neuen Biologie« ist der Amerikaner Dr. Bruce Lipton. Er verfasste den Bestseller »Intelligente Zellen«, in dem er die atemberaubenden Ergebnisse seiner Forschungen zusammenfasste. Mit seinen Experimenten an lebenden Zellen hat er Medizingeschichte geschrieben.

Dabei hatte alles eher traurig begonnen. Lipton war Professor für Zellbiologie und Medizin an der renommierten Universität von Wisconsin. Berufliche und private Turbulenzen führten dazu, dass er sich in einer ausgewachsenen Depression wiederfand. Überzeugt davon, dass dieser Zustand wohl für immer anhalten würde, gab er seine sichere Position auf, um an einer Hochschule in der Karibik zu lehren. Auf der Insel Montserrat im tiefblauen Ozean hatte er dann Erkenntnisse über das wirkliche Leben unserer Zellen, die in der Folge sein Leben für immer veränderten. Er erkannte – und konnte das auch wissenschaftlich beweisen –, dass jede Zelle durch ihre Umgebung beeinflusst wird und nicht durch die Gene. Wenn also eine einzelne Zelle davon bestimmt wird, wie sie ihre Umgebung wahrnimmt, dann gilt das auch für den ganzen Menschen, der ja aus vielen Billionen Zellen besteht. Das heißt im Klartext: Unsere Gedanken und Gefühle bestimmen die Qualität unseres Lebens. Hatten wir das nicht schon mal?

Bruce Lipton: »Ich war ungeheuer begeistert von der Erkenntnis, dass ich mein Leben verändern konnte, indem ich meine Überzeugungen änderte. Eine Welle der Freude durchflutete mich. Denn mir war klar, dass es nun einen wissenschaftlich fundierten Weg gab, der mich von meinem Job als Daueropfer zu einer neuen Aufgabe als Mitgestalter meines Schicksals ›umschulte‹. Denn die Überzeugung, wir seien störanfällige biochemische Maschinen, die durch unsere Gene gesteuert werden, weicht der Erkenntnis, dass wir machtvolle Erschaffer unseres Lebens sind.« Was die Quantenphysik lehrt, sagt nun auch die Biologie: Wir sind nicht Opfer von irgendjemandem oder irgendetwas, sondern die Meister unseres Schicksals.

Bruce Lipton bezeichnet sich inzwischen als glücklichen Menschen. Die Zeiten der Depression sind vorbei. Er schreibt nun Bücher und hält rund um die Welt Vorträge und Seminare. Ich kann seine Begeisterung gut nachvollziehen. Mir geht es nämlich genauso.

Aber was genau hat die »neue Biologie« nun herausgefunden?

Gene sind kein Schicksal

Vielleicht haben Sie noch so wie ich gelernt, dass niemand der Macht der Gene entrinnen kann. So fürchten sich viele Menschen davor, dass ihre »bösen Anlagen« sich eines schlimmen Tages gegen sie wenden. Sie leben in dem Gefühl, wandelnde Zeitbomben zu sein. Voller Furcht beobachten sie alle Körpervorgänge und warten darauf, dass der Krebs ihr Leben genauso zerstören wird wie das ihrer Mutter, ihres Vaters oder der Großmutter. Ich hatte einige Patienten, die nicht nur felsenfest davon überzeugt waren, »erblich bedingt« an Krebs zu erkranken, sondern auch noch im gleichen Alter wie ein Elternteil. Auf meine Frage, was sie da so sicher mache, antworteten sie, dass die Erkrankung eben »im Blut« liege.

Falls auch Sie an solchen Ängsten leiden sollten, wird das folgende Forschungsergebnis Sie beruhigen: Manche Krankheiten können auf genetische Defekte zurückgeführt werden (bestimmte Arten von Brustkrebs etwa auf die Gene BRCA 1 und 2), aber davon sind weniger als zwei (!) Prozent der Menschen betroffen (95 Prozent der Brustkrebserkrankungen haben nichts mit ererbten Genen zu tun, sondern mit anderen Faktoren). Bruce Lipton: »Der größte Teil der Menschheit kommt mit Genen auf die Welt, die ein gesundes, glückliches Leben ermöglichen würden. Die Plagen der heutigen Zeit wie Diabetes, Herzkrankheiten und Krebs lassen sich nicht auf ein bestimmtes Gen zurückführen, sondern auf das Zusammenspiel von Genen und Umweltfaktoren.« Mit diesen Umweltfaktoren meint Lipton nicht nur die Luftverschmutzung, sondern Gedanken, Gefühle und Erfahrungen, die unsere Überzeugungen bilden. Das bedeutet: Gene »schlummern« in uns, bis sie von »etwas« aktiviert werden. Diese sensationelle Erkenntnis der Wissenschaft steht in krassem Gegensatz zu dem, was uns jahrzehntelang gesagt wurde.

Aber wer oder was aktiviert die Gene? Untersuchungen belegen eindeutig, dass Signale aus der Umwelt dem Gen sagen: »Werde aktiv!« Es wird nicht aus sich selbst heraus tätig. Dazu gibt es eine Fülle von Untersuchungen, die auch Bruce Lipton in seinem Buch anführt. Die Wissenschaft der Epigenetik (was so viel bedeutet wie »jenseits der Genetik«) verändert also vollständig unsere Vorstellung davon, wie das Leben gesteuert wird. Nicht die Gene bestimmen demnach in unentrinnbarer Weise unser Schicksal, sondern das, was sie aktiviert: Gefühle, Gedanken, Stress und die Verhaltensweisen, die damit einhergehen. Besonders spannend: Auch diese Veränderungen können an die Nachkommen weitergegeben werden. Das Beste, was Sie für Ihre Kinder tun können, ist folglich, sich zu stabilisieren – aus vielen Gründen, aber nun auch aus diesem. Wenn in Ihrer Familie also immer schon ein Klima von Leid geherrscht hat, können Sie sich vornehmen, dass diese Tradition bei Ihnen enden wird. Sie werden dieses Muster ablegen und damit Ihren Genen und denen Ihrer Nachkommen andere Impulse geben.

Das Wunder der Zellmembran

Jede unserer winzig kleinen Zellen atmet, verdaut, nimmt Information auf und gibt sie weiter. Außerdem haben sich die Zellen spezialisiert und diverse Aufgaben unter sich verteilt. So haben die Nervenzellen entschieden, die Umwelt wahrzunehmen und auf sie zu reagieren. Nimmt das Nervensystem nun eine Bedrohung wahr, alarmiert es die Zellgemeinschaft, um sie vor der Gefahr zu warnen. Weil unsere Zellen also so gescheit sind, haben sie auch so etwas wie ein Gehirn. Bislang hieß es, der Zellkern mit seiner DNS und Proteinen sei dieses Gehirn. Aber ist das tatsächlich so? Dann müsste die Zelle sterben, wenn man ihn entfernt.

Um das zu untersuchen, haben Wissenschaftler nun so einem armen Ding seinen Kern genommen. Und siehe da – die Zelle verblich nicht sofort, sondern lebte noch eine gute Zeit lang munter weiter. Sie konnte noch aktiv Nahrung aufnehmen, atmen, sich bewegen und mit anderen kommunizieren. Sie war auch durchaus in der Lage, auf ihre Umgebung zu reagieren. Allerdings kann sie sich ohne ihren Kern nicht mehr teilen und auch keine Proteine mehr herstellen. Schließlich stirbt sie doch vor der Zeit. Aber die Experimente beweisen eindeutig, dass das »Gehirn« der Zelle noch funktioniert, obwohl der Kern unzweifelhaft nicht mehr vorhanden war. Also konnte er nicht das Gehirn sein oder beinhalten.

Und dann wurde Folgendes entdeckt: Nicht der Kern ist das Gehirn der Zelle, sondern ihre Membran – die Haut, die sie umschließt. Eine Zellmembran ist nur einen siebenmillionstel Millimeter dick. Sie ist durchlässig und lässt ausgewählte Nährstoffe in das Zellinnere. Das Geheimnis des Lebens liegt in den Mechanismen dieser magischen Membran.

Wieso? Auf die Zelle wirken nicht nur physische Moleküle wie zum Beispiel Medikamente ein, sondern auch unsichtbare Kräfte wie Gefühle und Gedanken. In der Membran gibt es nämlich Rezeptoren, die über komplizierte Mechanismen Umweltsignale in Zellverhalten übersetzen. Inzwischen beschäftigt sich eine eigene Wissenschaft damit, die Informationspfade herauszufinden, die in der Membran zwischen der Wahrnehmung eines Umweltsignals (zum Beispiel von Gedanken und Gefühlen) und der Aktivierung der Verhaltensproteine liegen. Plötzlich steht die Zellmembran im Rampenlicht!

Noch einmal: Zellfunktionen werden durch das Zusammenspiel der Zelle mit ihrer Umwelt gesteuert und *nicht* durch ihren genetischen Code. Und die Fähigkeit der Membran, intelligent auf jeden Umweltimpuls zu reagieren und daraus ein Verhalten abzuleiten, macht sie zum wahren Gehirn der Zelle. Und siehe da: Die Zelle stirbt sofort ab, wenn ihre Membran entfernt wird. Denn um intelligentes Verhalten zu zeigen, braucht sie eine funktionierende Membran mit Rezeptoren für die Wahrnehmung und Effektoren für die Handlungen.

Was lehrt uns die magische Membran? Bruce Lipton: »Die Kontrolle über unser Leben wird nicht einem genetischen Würfelspiel überlassen, sondern in unsere eigenen Hände gelegt. Wir können unsere Biologie steuern wie das Textprogramm eines Computers. Wir können die Daten – Gefühle und Gedanken – bestimmen, die wir in unseren ›Biocomputer‹ eingeben, so wie wir wählen können, welche Worte wir tippen. Wenn wir begreifen, wie die Membran die Biologie steuert, werden wir zu Meistern unseres Lebens.«

Sind Zellen intelligent?

Ja, das sind sie. So bilden sie ein riesiges Netzwerk und eine zentrale Verarbeitungsstelle, das Gehirn. Das Gehirn kontrolliert das Verhalten der Körperzellen. Das limbische System erzeugt einen Mechanismus, der chemische Kommunikationssignale in Gefühle übersetzt. Diese Gefühle werden von *allen* Zellen der Gemeinschaft wahrgenommen. Der menschliche Geist sitzt also nicht nur im Kopf, sondern im ganzen Körper. Das Bewusstsein kann einen kranken Körper gesund machen und ein nicht angemessener Umgang mit den Gefühlen (beispielsweise ständiges Verdrängen) einen gesunden Körper krank.

Doch die gute Nachricht lautet: Wir können schließlich wählen, wie wir auf Umweltsignale reagieren. So können wir auch tief einprogrammierte Verhaltensweisen des Unterbewusstseins verändern. Dazu ist es notwendig, sich die darin enthaltenen alten Muster einmal genauer anzusehen. Das werden wir ausführlich im nächsten Kapitel tun. Denn Tatsache ist: Wir sind weder unseren Genen noch unseren unbewussten Programmierungen hilflos ausgeliefert.

Wie wir auf die Umwelt reagieren, hängt davon ab, wie wir sie wahrnehmen. So erlebt der liebe Franzi aufgrund seiner guten Familienerfahrung vielleicht eine Welt, die ihm freundlich gesinnt ist und ihn unterstützt. Wo er auch hinblickt – überall sieht er das Positive. Das Leben ist schön für den Franzi. Die arme Hanni hat von Kindheit an viel Schlimmes erlebt. Wo sie hinschaut, gibt es Konflikte, Kränkungen und Verletzungen. Hanni ist überzeugt davon, dass das Leben nur hart ist. Aber wie ist dieses Leben nun wirklich?

Die Zellen reagieren auf unsere tiefen Überzeugungen. Sie teilen sie aber nicht in »gut« oder »schlecht« für uns ein, denn so gescheit sind sie nun auch wieder nicht. Sie nehmen einfach jene Energie auf, die Ihren vorherrschenden Einstellungen entspricht. Öffnen Sie sich bitte dem Gedanken, dass die Art, wie Sie Dinge wahrnehmen, von Ihren frühen Erfahrungen geprägt sind und nichts mit einer letztgültigen Realität zu tun haben. Wenn Sie sich, biologisch gesehen, damit nichts Gutes tun, dann sollten Sie Ihre Wahrnehmungsart daraufhin überprüfen, ob diese in der Gegenwart noch eine Berechtigung hat. Als Kind waren Sie bestimmten Erfahrungen weitgehend ausgeliefert, aber als Erwachsener sind Sie dies nur dann noch, wenn Sie es zulassen. Sie können Ihre Überzeugungen ändern und damit Ihren Zellen freundliche, helle Energie zukommen lassen. Die Freudensprünge der kleinen Gesellen werden Sie im ganzen Körper spüren. Natürlich werden sie sich unter diesen Umständen auch revanchieren und alles zu Ihrer Heilung tun, was sie können.

Bruce Lipton verwendete für seine Studien unter anderem Zellen aus der Innenwand der Blutgefäße. Diese Zellen beobachteten ihre Umgebung genau und veränderten ihr Verhalten entsprechend den Informationen, die ihnen zur Verfügung standen. Auf Nährstoffe bewegten sie sich zu, von Giften zogen sie sich zurück und versuchten sich zu schützen. Ich wünschte wirklich, wir Menschen würden uns immer so clever verhalten.

Noch faszinierender ist ein Experiment, das ein Mitarbeiter am Institut von Deepak Chopra durchführte: Er gewann Leukozyten aus seinem Speichel und gab sie in ein Glas. Darin befand sich eine Apparatur, die Spannung messen konnte. Plötzlich hatte er die Idee, sich eine kleine Schnittverletzung an der Hand zuzufügen, um zu sehen, ob das einen Einfluss auf die Leukozyten im Glas haben würde. Zu diesem Zweck suchte er nach einem sterilen Messer und warf dabei einen Blick in das Glas. Zu seinem größten Erstaunen registrierte er eine erhöhte Spannung seiner Leukozyten.

Dieses sensationelle Ergebnis bedeutet: Die Leukozyten reagierten schon auf die bloße *Absicht* des Forschers, sich zu schneiden. Verstehen Sie, was sich aus dieser Erkenntnis ergibt? Ihr Körper reagiert bereits, wenn Sie sich eine Handlung nur *vorstellen*. Also, wenn wir das nicht im Sinne unserer Heilung nutzen können, was dann? Das ist im Vergleich zu vielen abstrakten Erklärungen doch etwas Handfestes. Stellen Sie sich vor, wie jede Ihrer Zellen sich erholt, wie Ihr Immunsystem spielerisch alles entfernt, was Ihnen nicht nutzt, und dass die immer zugängliche Heilkraft durch Ihren Körper strömt und alles heilt, was der Heilung bedarf. Ich mache das jeden Tag und kann schon erste Erfolge verzeichnen, wenn auch noch nicht den ganz großen Durchbruch. So gelingt es mir immer öfter, eine beginnende Migräne zu stoppen, indem ich mir vorstelle, wie gut durchblutet das verspannte Areal ist.

Merken wir uns also: Der Körper reagiert auf Vorstellungen!

Im Institut von Deepak Chopra wurden in der Folge zahlreiche Versuche vorgenommen, die alle zeigten, dass unsere Zellen auch über gigantische kommunikative Fähigkeiten verfügen. Anders lässt sich die Entwicklungsgeschichte der Zellen nicht erklären.

Der Körper besteht aus 100 Billionen Zellen. Nun kann sich natürlich niemand vorstellen, wie viel das ist. Von der befruchteten Eizelle an sind circa 50 Verdopplungen nötig, um immerhin 100 000 Milliarden Zellen zu produzieren. Alle Zellen des Körpers haben ihren Ausgangspunkt in nur einer Zelle. Diese eine Zelle teilt sich immer wieder und wieder. Und an irgendeiner Stelle schlagen die Zellen dann plötzlich einen unterschiedlichen Entwicklungsweg ein – warum sie das tun, weiß bisher niemand.

Unser Körper setzt sich aus 250 verschiedenen Zellarten zusammen- von der runden Fettzelle bis zur verzweigten Nervenzelle. Es ist noch niemandem gelungen, herauszufinden, wie es möglich ist, dass aus einer einzigen Zelle so viele verschiedene Zellarten entstehen können. Denn diese ordnen sich ja dann zu einem Magen, der Haut, den Zähnen oder dem Gehirn.

Nun ist es so, dass jede Zelle ja nicht nur ihre eigene Aufgabe zu erfüllen hat, sondern auch sonst nicht gerade arbeitslos herumsitzt. Jede Sekunde muss sie sich auch noch um viele andere Dinge kümmern: unter anderem Nährstoffe umwandeln, die Durchlässigkeit ihrer Membran regulieren und Proteine herstellen. Außerdem – und jetzt wird es erneut richtig spannend – weiß jede Zelle zu jedem Zeitpunkt, was die andere gerade so macht. Denn unser Körper funktioniert nur, wenn alles gut aufeinander abgestimmt ist. Offenbar ist hier eine Art von Kommunikation am Werk, die schneller als Lichtgeschwindigkeit ist. Nochmals: Wow.

Beweist das Verhalten der Zellen
unsere Unsterblichkeit?

Sie haben schon richtig gelesen. Zumindest Bruce Lipton geht so weit, das zu behaupten. Doch urteilen Sie selbst, ob er nicht tatsächlich recht haben könnte.

Jedes Protein unseres Körpers ist das komplementäre Abbild eines Umweltsignals. Proteine können nur funktionieren in Verbindung mit den ihnen zugeordneten Signalen. Das heißt: Jedes Protein in unserem Körper hat ein elektromagnetisches Gegenstück in unserer Umwelt. Wenn das aber für die Proteine gilt, gilt es auch für uns als Ganzes, denn wir sind »Maschinen, die aus Protein bestehen«. Diese Umwelt ist das Universum, alles, was ist – also Gott. Unsere Zellen sind Teil des Ganzen – daher sind auch wir Teil des Ganzen, sprich: von Gott.

So weit, so kompliziert. Wenn ich das alles richtig verstehe, ist damit bewiesen, dass wir göttliche »Teile« sind. Das ist eine Aussage, die die spirituellen Weisheitslehren schon lange kennen.

Jeder von uns verfügt über eine einzigartige biologische Identität. An der Oberfläche unserer Zellen gibt es eine Gruppe von Identitätsrezeptoren, die einen Menschen vom anderen unterscheiden. Eine Gruppe dieser Rezeptoren sind die HLA-Antigene, die zum Immunsystem gehören. Ohne sie wären Ihre Zellen einfach menschliche Zellen, aber nicht mehr als Ihre persönlichen zu erkennen. Und es gibt keine zwei Individuen, die biologisch vollkommen übereinstimmen. Doch letztlich geben nicht diese Rezeptoren dem Menschen seine Identität, sondern das, was sie aktiviert. Identitätsrezeptoren auf der Membranoberfläche empfangen wie eine Antenne ihre komplementären Signale aus der Umgebung.

Also: Die Identitätsrezeptoren empfangen Signale der »Identität«, die *nicht* aus dem Inneren der Zelle kommen, sondern von der äußeren Umgebung.

Zum besseren Verständnis können Sie sich vorstellen, der menschliche Körper wäre ein Fernseher und Sie wären das Bild auf dem Schirm. Dieses Bild entsteht nicht auf dem Schirm, sondern wird per Funk an die Antenne des Geräts gesendet. Wenn nun der Fernseher kaputtgeht, ist dann auch das Fernsehbild kaputt? Nein, denn wenn Sie nun einen anderen Fernseher besorgen und den gleichen Sender einstellen, wird das Bild wieder erscheinen, obwohl Ihr voriger Fernseher »gestorben« ist. Der »Tod« des Fernsehers kann also dem aus der Umwelt gesendeten Bild nichts anhaben. Das heißt: Unser »Selbst« existiert in der Umwelt – egal ob unser Körper vorhanden ist oder nicht. Auch wenn der Körper tot ist, gibt es mich – oder Sie – noch: als Informationssignatur in der Umwelt.

Ist das der ersehnte Beweis für unsere Unsterblichkeit? Es sieht so aus, denn die Erkenntnisse der Zellbiologie bestätigen die spirituellen Lehren aller Kulturen – jeder von uns ist ewiger Geist in einer zeitlichen, materiellen Form.

Lassen Sie diese Erkenntnisse auf sich wirken, betreiben Sie Ihre eigenen Recherchen, lesen Sie Bücher, sprechen Sie mit kundigen Menschen. Aber setzen Sie sich damit keinesfalls unter Druck!

Ich erinnere mich noch gut an die tiefe Verzweiflung, die mich jedes Mal überfiel, wenn ich es trotz allem, was ich wusste, noch immer nicht »geschafft« hatte, mich von diversen Ängsten und Beschwerden zu befreien. Sie und ich *sind* die Schöpfer unserer Wirklichkeit – immer! Aber bevor das Schöpferische im erwünschten Sinne so richtig klappt, müssen vielleicht noch einige Prozesse ablaufen. »Alles ist machbar« ist auf der Regieebene der Seele grundsätzlich richtig. Aber die Aussage darf weder von Ihnen selbst noch von anderen dazu verwendet werden, Sie als unfähigen Versager abzustempeln. Solange wir als Menschen auf dieser Erde wandeln, liegt über unseren wahren Fähigkeiten häufig nicht nur der Schleier des Vergessens, sondern sie sind auch gehemmt durch Blockaden in verschiedenen Formen von Schmerz.

Verinnerlichen Sie also die Tatsache Ihrer Schöpferkraft, aber akzeptieren Sie auch die Mysterien, die vielleicht noch zwischen dieser Kraft und Ihnen liegen.

Warum werden rund um die Welt diejenigen Bücher zu Bestsellern, die uns unsere Macht verkünden? Schon im Buch Genesis der Bibel steht, dass wir nach dem Bilde Gottes erschaffen wurden. Aber auch moderne Texte wie die »Gespräche mit Gott« von Neale D. Walsch, »Die göttliche Matrix« und »Der Realitätscode« von Gregg Braden, »Intelligente Zellen« von Bruce Lipton, »The Secret« von Rhonda Byrne und viele, viele mehr wurden in zahlreiche Sprachen übersetzt und fesseln Menschen auf der ganzen Welt.

Könnte es sein, dass sie uns eine versunkene Botschaft aus der Tiefe unserer Seele bringen? Spüren wir den Widerhall einer ewigen Wahrheit – lange vergessen, aber nicht verschwunden? Mir jedenfalls ist es so ergangen. Wenn ich diese Texte lese, spüre ich den sanften Hauch der ewigen Gesetze. Der große Erfolg dieser Bücher legt nahe, dass ich nicht die einzige bin, der es so geht.

Doch Begeisterung alleine reicht nicht aus. Fangen Sie noch heute an, diesen neuen, alten Wahrheiten entsprechend zu leben. Wie das gehen kann, soll das folgende Kapitel zeigen.

So nutzen Sie die neuen Erkenntnisse und die Wunder der Heilung für sich selbst

Der Geist bestimmt über den Körper bis in die kleinste Zelle. Wir wählen unser Schicksal aus einem unendlichen Meer an Möglichkeiten. Das alleine sind schon Wunder. Aber rund um die Welt geschehen auch spektakuläre Heilungen, die sich medizinisch nicht erklären lassen. Wenn wir nun allerdings Quantenphysik und neue Biologie betrachten, könnte darin sehr wohl die Erklärung für diese Wunder liegen. Der zentrale Punkt bei den beiden Wissenschaften ist der menschliche Geist – also unser wahres Wesen als mächtige Schöpfer und unsere Überzeugungen.

Wenn Sie sich ein anderes, gesundes Leben erschaffen möchten, besteht der logische nächste Schritt nun darin, die Forschungsergebnisse ganz konkret in die Praxis umzusetzen. Denn wenn Sie körperlich oder psychisch gesund sein möchten, bewegt Sie im Grunde nur die eine Frage: Was soll ich tun und was lieber lassen, damit ich Heilung erfahren kann?

Natürlich sehnt sich jeder Kranke danach, von einer körperlichen Beeinträchtigung zu genesen. Es gibt aber auch eine Art Heilung, die auf einer tieferen Ebene geschieht, selbst wenn der Körper unter Umständen nicht gesund wird. Das ist der Friede des Herzens. Ich habe Menschen kennengelernt, die die Süße dieses Friedens erfahren und ab diesem Zeitpunkt der Krankheit ihres Körpers nicht mehr so viel Bedeutung beigemessen haben.

Heilung hat also viele Gesichter. Ich schreibe hier alles nieder, was mir und mittlerweile auch vielen anderen Menschen auf dem Weg dorthin geholfen hat. Die Beschäftigung mit diesen »Programm« wird Ihnen hoffentlich ein Wegweiser sein können. Dabei ist es unerheblich, was Sie in Ihrem Leben heilen möchten – den Körper, die Gefühle, die Beziehung zu sich selbst oder zu einem anderen Menschen.

Es geht dabei immer um Folgendes:

1. *Ein anderes Denken:*
Das bedeutet das Verändern Ihrer bisherigen Überzeugungen in Richtung Vertrauen, Zuversicht, Leichtigkeit, Freude, Glück, Wärme und Liebe. Genau genommen können Sie *alle* Einstellungen entsorgen, die dem nicht entsprechen. Darüber hinaus setzen Sie sich damit auseinander, wer Sie wirklich sind – Seele, unsterbliches Bewusstsein, ein Teil Gottes, ausgestattet mit Schöpferkraft. Dieses neue Denken bewirkt:

2. *Andere Gefühle:*
Die Gewissheit, wer Sie sind, verändert Ihre Gefühle – möglicherweise nur langsam, aber doch stetig in Richtung Liebe. Als Sabine, Maxi, Franzi und Hansi ist das vielleicht für Sie und andere nicht immer spürbar, weil da noch ein paar weniger erfreuliche Gefühle auch eine Rolle spielen.
Diese neuen Gefühle bewirken:

3. *Eine andere Körperchemie – weniger Stress, mehr Ruhe.*
Mehr Ruhe im Organismus wiederum bewirkt:

4. *Größeres Wohlbefinden*, bessere Lebensqualität oder Heilung.

Natürlich können Sie bei jedem dieser Punkte beginnen. Vielleicht führt ja ein Gefühl der Freude zu einer Veränderung Ihres Denkens. Oder Sie fühlen sich körperlich so gut, dass Sie plötzlich vergnügt beschließen, einige hinderliche Glaubenssätze über Bord zu werfen. Ich habe auch schon erlebt, dass Menschen »einfach so« geheilt wurden und danach ihre Gedanken und Gefühle verändert haben.

Manche Menschen werden in einer Sekunde heil, bei anderen geht es schrittweise. Oder auch nur schrittchenweise. Bei mir selbst ist das Thema »Heilung« offenbar als lebenslanger Prozess angelegt, bei dem ich zwar Fortschritte spüre, aber keinen Erdrutsch. Lassen Sie sich also nicht entmutigen, wenn es bei Ihnen ähnlich sein sollte. Und bitte vergessen Sie nicht: »Heilung heißt die Angst besiegen.« Wenn Ihnen dieser Satz nicht so schnell einleuchtet, denken Sie noch einmal darüber nach. Wenn Sie keine Angst mehr haben, sind Sie angekommen.

Auch wenn Ihr Körper aus irgendeinem Grund nicht gesund werden sollte, hilft Ihnen die Auseinandersetzung mit den folgenden Themen. Und vielleicht merken Sie während der Beschäftigung damit, dass etwas in Ihnen heil geworden ist – sanft, ganz natürlich und völlig unspektakulär.

Sie haben es geschafft oder sind ganz nah dran, wenn:

- Sie zu Ihrem großen Erstaunen merken, dass Dinge, die Sie immer extrem aufgeregt haben, das plötzlich nicht mehr tun,
- Sie »einfach so« glücklich sind,
- Sie bereit sind, das Leben geschehen zu lassen, auch wenn Sie durchaus ganz bestimmte Wünsche haben,

- Sie Ihre Eltern liebevoll sehen können, weil Sie – ohne psychologische Verrenkungen – erkennen, dass sie ihre eigene Geschichte haben. Wenn Sie eine sehr schwere Kindheit hatten, klappt das vielleicht insofern, als der Schmerz nachlässt, nicht mehr so präsent ist oder Sie keinen Groll mehr hegen,
- Sie sich viel weniger Sorgen machen – und wenn doch, dann nur kurz,
- Sie bereit sind, sich einzugestehen, dass es verdammt gut war, dass eine von Ihnen ersehnte Beziehung nicht zustande kam oder auseinanderging,
- Ihnen nicht mehr so viel daran liegt, recht zu haben,
- Sie bei dem Gedanken, jetzt sofort zu sterben, nicht panisch reagieren – auch wenn Sie traurig sind, weil Sie noch gerne geblieben wären.

Machen Sie sich also bereit für die spannendste Reise, die Sie je angetreten haben – die Reise in Ihr Inneres.

Wer bin ich wirklich?

Ich weiß, dass wir diese Frage schon ein paarmal in verschiedenen Abwandlungen hatten. Aber weil man es nicht oft genug sagen kann, formuliere ich es noch einmal poetisch: Sie sind ein Teil von Gott und daher selbst eine Göttin oder ein Gott. Sie sind unsterbliches, ewiges Bewusstsein, reine Liebe. Ihr »Vater« ist Liebe, also können Sie nichts anderes sein. Ihre wahre Heimat ist die Ewigkeit, in der Sie in ununterbrochener Glückseligkeit leben – verbunden mit Gott und allem, was ist.

Ihr Erbe ist die Schöpferkraft, die Ihnen zur Verfügung steht, um zu erschaffen. Sie haben nie etwas anderes getan, aber nun können Sie dieses Erschaffen bewusst angehen. Sie sind ein Liebesfunke, so wie alle anderen auch. Im Moment haben Sie gewählt, ein Mensch namens Hansi, Maxi, Grete oder Susanne zu sein, und konzentrieren sich so sehr darauf, dass Sie Ihre wahre Natur vergessen haben.

Ich spiele derzeit das »Sabine Standenat-Spiel«. Das hat mir nicht immer gefallen und tut es auch jetzt manchmal noch nicht. Aber ich übernehme die Verantwortung dafür. Bisher habe ich zum großen Teil Leid gewählt, aber das ist nun anders. Ab sofort erschaffe ich das spannendste, interessanteste, leidenschaftlichste Leben – in vollkommener Gesundheit von Körper und Geist, ständigem Wohlbefinden, Erfolg auf allen Gebieten des Lebens und in allem, was ich zu erschaffen wünsche ... mehr Geld, als ich in einem Leben ausgeben kann; jede Annehmlichkeit und jeden Luxus, den ich mir wünsche; die absolute Freiheit zu sein, wer ich sein möchte, zu tun, was ich tun möchte, und zu gehen, wohin ich gehen möchte; lustige, inspirierende Begegnungen und Erfahrungen; Freiheit von Schmerz und Angst, Leichtigkeit, Singen, Tanzen, das Leben feiern, genießen, glücklich sein. Schon gut, schon gut – hat noch nicht so richtig geklappt, aber ich übe täglich!

Sie und ich – wir haben gewonnen, wenn wir uns daran erinnern, dass wir spielen, dass wir alleine erschaffen oder auch miteinander. Doch diese Spiele beeinträchtigen in keiner Weise, was wir wirklich sind. Das ist gemeint, wenn es heißt, wir befinden uns auf einer Reise, die wir nie angetreten haben, weil wir immer schon »zu Hause« sind. Hinter all den Aufregungen von Hansi, Maxi, Susanne und Sabine bleibt unser wahres Wesen unberührt: die Seele, der göttliche Funke, das höhere Selbst – mit welchem Ausdruck auch immer Sie sich wohl fühlen.

Der Himmel ist für mich: In diesem Bewusstsein zu leben und dennoch im Hier und Jetzt die ganze Geschichte mitzumachen. Stellen Sie sich vor, Sie wissen in jedem Moment, dass Ihnen nie etwas geschehen kann. Denn was auch passiert, Sie können nie tiefer fallen als in Gottes Hand. Und dort halten Sie sich ohnedies schon die ganze Zeit auf. Warum also sollten wir unter diesen Vorgaben das Spiel nicht so richtig genießen?

Manchmal habe ich die tiefe Gewissheit, dass alles, wirklich alles in Ordnung ist. Dann werde ich so ruhig und gleichzeitig glücklich, dass ich gar nicht weiß, wohin mit diesem Gefühl. Wunderschön! Leider verfliegt es dann wieder und ich verstricke mich so heftig in Alltagsprobleme, dass ich komplett vergesse, wovon ich überzeugt bin – dass wir hier sind, um glücklich zu sein und alle Blockaden zu entfernen, die uns daran hindern.

Zu wissen, wer man wirklich ist, bedeutet auch, einverstanden zu sein mit der Erfahrung, die man gerade macht – auch dann, wenn sie nicht besonders angenehm ist. Sie wissen ja inzwischen, dass Sie diese Erfahrung auf einer bestimmten Ebene beabsichtigt haben müssen. Dieses Wissen kann Ihnen helfen, im Frieden zu bleiben, weil Sie keinen Zweifel daran hegen, dass Sie selbst diese Erfahrung »erzeugt« haben.

Alle Weisheitslehren dieser Welt sagen das Gleiche: Gedanke, Wort und Tat sind die Werkzeuge, mit denen wir unsere Wirklichkeit erschaffen. Wenn Sie denken, Sie seien ein Opfer, und entsprechend reden und handeln, werden Sie sich als Opfer erleben. Ungeachtet der Tatsache, dass Sie *es nicht sind. Denn es ist unmöglich, ein Opfer der Umstände zu sein, die man selbst erschaffen hat.*

Die Macht der Überzeugungen

> »Ob du denkst, du kannst es, oder ob du denkst,
> du kannst es nicht – du hast in beiden Fällen
> recht.«
> *Henry Ford*

Oder:

Im Dorf der Frösche herrschte große Aufregung. Eine Gruppe von Fröschen hatte beschlossen, den großen Turm im Wald zu besteigen. Eifrig quakend begaben sich alle zusammen dorthin. Der Weise des Dorfes wiegte bedenklich sein grünes Haupt und sagte: »Seid ihr verrückt geworden? Kein Frosch ist je auf einen Turm geklettert. Ihr seid dazu gar nicht in der Lage. Wer weiß, was alles geschehen könnte. Seid vernünftig und hört mit dieser unsinnigen Idee auf.« Die Frösche zögerten. Es stimmte – noch nie hatte einer von ihnen das geschafft. Warum sollte es jetzt gelingen? Der Weise hatte recht. So versuchten sie es erst gar nicht und hüpften vom Turm weg.

Nur ein einziger Frosch sprang zum unteren Eingang. Zügig kletterte er von einem Stein zum nächsten und gelangte schließlich an die Spitze des Turmes. Unter den anderen erhob sich großes Gemurmel: »Wie kann es sein, dass er bis hinauf gelangt ist? Der Weise hat uns doch gesagt, dass das gar nicht möglich ist.« Lösung des Rätsels: Dieser eine Frosch war taub ...

Es gibt viele kluge Aphorismen und Geschichten, die uns darauf hinweisen, dass das, was wir aus welchen Gründen auch immer für wahr oder falsch halten, unsere Gesundheit und auch den Rest des Lebens bestimmt. Nachdem dieses alte spirituelle Wissen nun, wie wir gesehen haben, durch die moderne Naturwissenschaft bestätigt wird, lohnt es sich, das, woran wir glauben, einmal genauer anzusehen.

Was ist eine Überzeugung? Das ist die Gewissheit, die entsteht, wenn Sie etwas für wahr halten. Und während Sie diese Gewissheit denken und fühlen, reagiert Ihr Körper mit Veränderungen: Gedanken und Gefühle setzen bestimmte biochemische Substanzen in unseren Organen frei; Erfahrung löst genetische Veränderungen in unseren Zellen aus.

Für jedes Gefühl und jede Überzeugung gibt es eine Entsprechung auf der Ebene der Zellchemie. Gregg Braden nennt es die »Liebeschemie« und die »Hasschemie«.

Das bedeutet jedoch nicht, dass Sie von nun an »negative« Gefühle wie Zorn, Aggressionen, Neid, Angst, Trauer oder Hass verdrängen sollten. Gerade diese Empfindungen müssen erkannt, gespürt, akzeptiert und verarbeitet werden. Darüber hinaus kann ein negativer Gedanke die Aufforderung enthalten, endlich aktiv zu werden, etwas loszulassen oder schlicht und ergreifend mit dem Drama-Denken aufzuhören.

Ein Sonderfall der »negativen Gefühle« ist der ständige Zwang zu urteilen. Ich habe bei mir und anderen erlebt, dass sich die tiefe Überzeugung, was »gut« und was »schlecht« ist, oft in Ohnmacht, Wut, Griesgrämigkeit, Frustration und Enttäuschung äußert. Wie kann er etwas Bestimmtes nur tun, wie kann sie das oder jenes zulassen? Warum gibt es so viel Böses in der Welt? Wieso misshandeln Menschen einander, Tiere oder die Umwelt? In solchen Momenten versuche ich, Licht und Dunkel in der Welt einfach einmal nur zur Kenntnis zu nehmen, ohne gleich zu urteilen. Zweifellos existiert in unserer sichtbaren Welt beides. Aber selbst das Offensichtliche ist nicht immer so, wie es scheint.

Vielleicht kennen Sie die folgende Geschichte:

Ein armer Mann lebte in einem Dorf. Er war arm, aber er besaß ein wunderschönes weißes Pferd. Eines Tages war das Pferd verschwunden. Die Dorfbewohner kamen zu ihm und sagten: »Wie schrecklich, dein Pferd ist weg. Du bist wirklich zu bedauern.« Der Mann antwortete: »Ist es ein Unglück oder ein Segen, wer weiß das schon?« Nach einigen Tagen kehrte das Pferd zurück und brachte ein paar andere wilde Pferde mit. Nun liefen alle zu dem Mann und sagten: »Was für ein Glück! Jetzt hast du so viele Pferde.« Wieder antwortete der Mann: »Ist es ein Fluch oder ein Segen? Wer weiß das schon?«

Sein Sohn begann, die Wildpferde zuzureiten. Eines Tages stürzte er dabei vom Pferd und brach sich die Beine. Wieder liefen alle zusammen und riefen: »Um Gottes willen, was für ein Unglück hat dich getroffen!« Und wieder sagte der Alte: »Niemand weiß, ob etwas ein Unglück oder ein Segen ist. Das Leben kommt immer nur in Bruchstücken auf uns zu, mehr bekommen wir nie zu sehen.«

Dann kamen Soldaten in das Dorf, um junge Männer für einen großen Krieg zu rekrutieren. Sie nahmen alle Söhne mit. Die Dorfbewohner wussten, dass dieser Krieg nicht zu gewinnen war und sie ihre Kinder nie wiedersehen würden. Nur der Sohn des alten Mannes durfte bleiben, weil seine Beine gebrochen waren. Die anderen riefen: »Was für ein Segen! Dein Sohn ist noch bei dir, unsere Kinder sind für immer fort.«

Wahrscheinlich kennen auch Sie Beispiele aus Ihrem Leben, in denen sich etwas zunächst schlimm Erscheinendes letztlich als gut erwiesen hat. Wenn Dinge in Ihrem Leben geschehen, denen Sie beim besten Willen nichts »Gutes« abgewinnen können, gehen Sie dennoch davon aus, dass sie Teil einer bestimmten Ordnung sind. Wir sind nie in Kenntnis der gesamten Information über ein Geschehen, und hinter den Kulissen macht alles Sinn. Versuchen Sie nur einen Tag lang, sich nicht über das »Schlechte« aufzuregen. Ich weiß, wie unglaublich schwer das ist. Aber wenn es eine höhere Ordnung gibt, dann hat auch das Böse auf irgendeine Weise seinen Platz.

Ich möchte noch einmal daran erinnern, dass Sie, ich und alle anderen *erschaffen*. Warum sollte einer von uns das Böse erschaffen? Aus Egoismus, Grausamkeit, Bösartigkeit? Natürlich sind das Argumente, aber auf einer tiefen Ebene erschaffen wir, um uns selbst und andere an etwas zu erinnern: dass wir alle Söhne und Töchter Gottes sind, Liebesfunken, ewiges, unsterbliches, unverletzliches Bewusstsein. Und die meisten von uns »lernen« bzw. erinnern sich daran nur, wenn es kracht. Ich habe oft erlebt, dass ein Patient zu mir sagte: »Ich habe die Krankheit gebraucht, damit ich etwas verändere.«

Könnte also auch das sogenannte Böse seine Berechtigung haben? So schwer diese Erkenntnis fällt, nutzen Sie einen Tag – nur einen Tag – dazu, nicht sofort zu urteilen. »Richtet nicht, damit ihr nicht gerichtet werdet« – wer hat das gleich noch mal gesagt?

Woher kommen eigentlich unsere Überzeugungen? Sie sind eine Mischung aus dem, was uns Eltern, Religion, Wissenschaft und Kulturkreis vermitteln. Die Erfahrungen, die wir aufgrund dieser Überzeugungen machen, stützen dann das gesamte System. Und der rote Faden läuft immer weiter, die alte »Geschichte« schreibt sich fort. Und solange wir unsere Überzeugungen nicht ändern, kann das auch gar nicht anders sein.

Aber was würde geschehen, wenn wir erkennen – wirklich und wahrhaftig erkennen –, dass wir nicht unbedeutende Staubkörner in einem anonymen Universum sind, sondern die Schöpfer unsrer Wirklichkeit? Dass uns damit natürlich auch die Macht gegeben ist, Krankheiten rückgängig zu machen? Es würde einfach alles verändern – unsere Beziehungen, das Berufsleben *und* unsere Gesundheit. Es gäbe auch keine Minderwertigkeitsgefühle, keinen Selbsthass, keine Abwertung der eigenen Person mehr. Sondern nur Freude über das, was wir wirklich sind: strahlende, mächtige Geschöpfe mit der Fähigkeit zu erschaffen.

Sind wir tatsächlich so mächtig, dass wir auch Heilung wählen können? Haben die Menschen, die trotz schwerster »unheilbarer« Behinderungen gesund wurden, genau das auf irgendeine Weise getan? So unterschiedlich die Heilungsgeschichten sind, von denen ich in den ersten Kapiteln dieses Buches berichtet habe – auf eine bestimmte Art und Weise waren immer tiefe Überzeugungen beteiligt. In Lourdes und Medjugorje der bedingungslose Glaube an Maria, in anderen Fällen der Glaube an die vermittelnde Kraft von Pater Pio oder Bruno Gröning, der Glaube an die Selbstheilungskräfte oder Gott. Haben diese Menschen sich – bewusst oder unbewusst – so sehr auf das Gesundwerden fokussiert, dass diese »Möglichkeit« gar nicht anders konnte, als aus dem Quantenmeer der Wahrscheinlichkeit in die Wirklichkeit zu hüpfen?

Seit langem ist bekannt, dass Überzeugungen heilen können. Ein wunderbares Bespiel dafür ist immer wieder der gute alte Placeboeffekt. Mit diesem Ausdruck wird eine Besserung oder Heilung bezeichnet, die eintritt, obwohl der Patient nur *glaubt*, dass er mit einer wirksamen Substanz oder Methode behandelt wurde. Tatsächlich wurde ihm aber eine Tablette verabreicht, die keinerlei Wirksubstanzen enthielt. Ich bin – je nach Tagesverfassung – immer wieder amüsiert oder genervt, wenn ich einen Arzt sagen höre: »Das ist doch nur ein Placeboeffekt«. *Nur?* Ich höre wohl nicht recht. Der Placeboeffekt ist der ultimative Beweis dafür, dass Gedanken eine Wirkung haben. Und dieser Beweis erfolgte, lange bevor die Quantenphysik diese Tatsache nun bestätigt.

Überzeugungen können die Gesundheit fördern oder herstellen, aber sie können auch Schaden anrichten. Das wurde durch den Noceboeffekt bewiesen. So wurden Patienten in einem Experiment informiert, dass ein bestimmtes Mittel Nebenwirkungen wie Atemnot oder Übelkeit hervorrufen könne. Tatsächlich bekamen sie aber nur harmlose Pastillen ohne jede wirksame Substanz. Über 50 Prozent (!) klagten in der Folge über die genannten Nebenwirkungen, obwohl sie kein Medikament eingenommen hatten.

Überprüfen Sie Ihre Überzeugungen! Fragen Sie sich nicht nur, welche Überzeugungen Sie haben und woher sie kommen, sondern prüfen Sie auch, ob sie »funktionieren« oder nicht. Damit tun Sie sich vielleicht den größten Gefallen Ihres Lebens. Der kluge Bruce Lipton sagt: »Unsere Überzeugungen sind wie die Filter vor einer Kamera. Sie verändern unseren Blick, und unsere Biologie passt sich diesem Blick an. Wenn wir anerkennen, dass Überzeugungen so mächtig sind, haben wir den Schlüssel zur Freiheit gefunden. Unsere genetische Veranlagung können wir nicht so leicht ändern – unsere Meinung schon. Jesus und Buddha haben uns schon seit Jahrtausenden die gleiche Geschichte erzählt. Jetzt hat es auch die Wissenschaft gemerkt. Nicht die Gene steuern unser Leben, sondern die Überzeugungen.«

Das ist sensationell, gibt aber jedem von uns auch viel »Zuständigkeit« und Verantwortung – eine Verantwortung, die

Angst und sogar Verzweiflung auslösen kann. Denn wenn ich tatsächlich so viel Macht habe, warum bin ich dann nicht schon längst gesund? Warum bin ich überhaupt krank geworden? Dahinter steht häufig die Frage: »Was habe ich bloß falsch gemacht?«

Quälen Sie sich nicht mit dieser Frage. Wenn Sie gewusst hätten, wie etwas besser zu machen wäre, hätten Sie es wohl getan. Auch hinter selbstschädigenden Verhaltensweisen wie exzessivem Rauchen oder Alkoholkonsum sowie ungesunder Ernährung stecken letztlich tief sitzende Überzeugungen, die auszuwechseln sich lohnt. Aber auch bei Menschen, die alles tun, um gesund zu bleiben, kann es ungesunde Glaubenssätze geben, die überprüft werden sollten.

Kalkulieren Sie dabei jedoch immer den »Faktor X« mit ein: Er ist dafür verantwortlich, dass das Schicksal auch Wege geht, die wir noch nicht verstehen. Damit nehmen Sie sich den Druck, dass *alles* »funktionieren« muss. Eine weitere Möglichkeit, sich zu entlasten, besteht darin, dass Sie sich klar machen, wie wir Menschen »gebaut« sind. Da gibt es Ihr wahres Wesen – die Seele. Sie weiß alles, versteht alles und führt in weiser Art Regie, auch wenn Ihnen das oft nicht so vorkommt. Sie ist das, was Sie wirklich sind.

Beim Menschen teilt sich der Geist sehr vereinfacht gesagt in zwei Bereiche: Das Bewusstsein und das Unterbewusstsein. Im Unterbewusstsein ist alles gespeichert, was sich seit jeher in Ihnen angesammelt hat – Schmerz, Freude, Erfahrungen, Eindrücke, alte Muster, frühe Prägungen. Von dort aus wird ein großer Teil Ihres Lebens dirigiert. Wenn Sie zum Beispiel in Ihrer Kindheit ständig zu hören bekamen, dass Sie ein dummes Kind seien, nichts Gutes verdient hätten, besser nicht geboren worden wären, dann wird das im Unterbewusstsein eingespeichert. Die Ablehnung, die Sie in Ihrer

Kindheit erfahren haben, wird unbewusst auch Ihr Verhalten als Erwachsener beeinflussen.

Die gute Nachricht: Das Unterbewusstsein lässt sich beeinflussen durch das Bewusstsein, das gegenüber dem Autopiloten des Unterbewusstseins gewissermaßen die manuelle Steuerung darstellt.

Nehmen wir einmal an, Sie haben den bewussten Wunsch, gesund zu werden, in Ihrem Unterbewusstsein befindet sich jedoch ein Programm, das diesem Wunsch entgegensteht. Und beim Match Bewusstsein gegen Unterbewusstsein gewinnen immer die alten Muster im Unbewussten. Sobald Sie Ihre Überzeugungen überprüft, dabei dieses Programm aufgespürt und ins Bewusstsein geholt hätten, könnten Sie damit beginnen, Ihr Unterbewusstsein davon zu überzeugen, dass gesund zu sein besser ist als krank zu sein. Die Heilung könnte beginnen.

Nun kommt aber noch die Seele ins Spiel. Und die ist womöglich der Auffassung, dass nur der Fortbestand der Krankheit Ihnen zu den Erkenntnissen verhilft, die zu erlangen Sie für sich gewählt haben. Dann stehen Sie womöglich vor der Situation, dass Sie alles »richtig« gemacht haben und der »Erfolg« trotzdem nicht eintritt.

Wenn dieser Fall eintritt, ist es wichtig, dass Sie fest darauf vertrauen, dass das geschehen wird, was den wirklichen »Erfolg« ausmacht. Natürlich haben Sie es satt, sind erschöpft, verzweifelt und wollen einfach nur gesund sein. Das ist zutiefst verständlich und Sie haben jedes Recht, entmutigt zu sein. Besinnen Sie sich dann jedoch auf die Wahrheit, die hinter dem Bewussten und Unbewussten liegt: Die Dinge sind immer so, wie sie zumindest im Moment sein sollen. Wenn Sie alles getan haben, was möglich ist, um Heilung zu erfahren, und trotzdem keine Besserung eintritt, dann lassen Sie

los. Vielleicht liegt gerade in dieser Akzeptanz der Anfangs-
punkt für einen neuen Weg. Möglicherweise besteht Ihre Heilung genau darin, dass Sie das Wirken der Seele zu Ihrem
Besten anerkennen, auch wenn Sie verstandesmäßig nicht
begreifen, was das Ganze soll.

Auch wenn nicht alles bewusst machbar ist, »geht« doch viel
mehr, als Ihnen bis jetzt klar war. Am besten nehmen Sie
diesen Satz gleich in Ihr Überzeugungsprogramm auf. Dann
haben Sie das auch erledigt ...

Als Aufmunterung für zwischendurch möchte ich Ihnen von
einem Experiment erzählen, das von Dr. Bruce Moseley
durchgeführt wurde und das eindrucksvoll zeigt, was die
Kraft der Gedanken bewirkt: An dem Versuch nahmen Patienten mit schweren Kniebeschwerden teil, die sich operieren
lassen wollten. Die vorgesehene Operation war vielfach er-
probt und brachte in den meisten Fällen eine deutliche Besserung.

Moseley teilte nun die Patienten in drei Gruppen:

Gruppe eins wurde der geschädigte Knochen abgeschliffen.

Gruppe zwei wurde das Gelenk gespült und alles entfernt,
was eine Entzündung verursachen konnte.

Gruppe drei wurde nur zum Schein operiert. Der Patient war
lokal betäubt und der Chirurg führte alle Abläufe der Operation nicht wirklich durch. Nur die Schnitte wurden tatsächlich gesetzt und danach vernäht. Sonst geschah nichts. Alle
drei Gruppen erhielten die gleiche Nachbehandlung, zu der
auch ein Gymnastikprogramm gehörte.

Das Ergebnis schockierte die medizinische Welt: Den beiden
Gruppen, die eine Operation erhalten hatten, ging es erwar-
tungsgemäß besser. Doch der Gruppe, die nur *glaubte*, operiert worden zu sein, ging es genauso gut! Die Mitglieder der

Gruppe drei erfuhren erst zwei Jahre später, dass sie nicht operiert worden waren. Ein Mann konnte vor dem Eingriff nur noch am Stock humpeln, nach der »OP« spielte er Tennis und ging wandern. In einem Fernsehinterview sagte er: »In dieser Welt ist alles möglich, wenn man es sich in den Kopf setzt. Ich weiß jetzt, dass unser Geist Wunder bewirkt.«

Auch bei der Behandlung von Depressionen zeigt der Placeboeffekt eine deutliche Wirkung. Zahlreiche Studien beweisen, dass Patienten, die nur annahmen, dass sie ein Antidepressivum einnahmen, Besserung erfuhren. Diese war umso beeindruckender, je bekannter das Mittel für seine Wirkung war. Bruce Lipton berichtet von einer Dame namens Janis Schonfeld, die 1997 an einer Studie über die Wirksamkeit des Mittels Effexor teilnahm. Sie war in der Gruppe, die nur Zuckerpillen erhielt. Janis Schonfeld wurde nicht nur von ihren jahrelangen Depressionen befreit, sondern ihr EEG zeigte auch eine größere Aktivität (ein Zeichen für die Besserung einer Depression). Interessant war, dass sie auch an der typischen Nebenwirkung von Effexor – Übelkeit – litt, obwohl sie das Mittel zu keinem Zeitpunkt eingenommen hatte.

Wie können Sie nun ein neues Überzeugungs-Programm erstellen?

Schritt 1: Erkennen Sie Ihre alten Muster.
Dazu ist es hilfreich, sich zu fragen, welches Thema zum jetzigen Zeitpunkt eine Herausforderung für Sie darstellt oder sich wie ein roter Faden durch Ihr Leben zieht. Selbst wenn Sie nicht fündig werden sollten – gehen Sie davon aus, dass Sie seelisch und/oder körperlich verletzt wurden und damit in der einen oder anderen Form Schmerz erlitten haben. Möglicherweise sehr, sehr großen Schmerz. Oft geht es dann

darum, diesen Schmerz noch einmal – oder vielleicht auch das erste Mal – anzuerkennen. Meiner Erfahrung nach kann er erst dann losgelassen werden. Wer sich um diese Aufgabe mit dem Verstand herumschummelt, wird wahrscheinlich immer wieder den gleichen Herausforderungen ausgesetzt sein. Das macht aber nichts, weil das Leben nicht müde wird, immer wieder zu fragen: »Bist du schon bereit, deine alten Wunden zu heilen?« Sollte die Antwort nein lauten, kommt die Gelegenheit dazu immer wieder.

Zum Aufspüren Ihrer Überzeugungen können Sie sich auch in Ihrer Umgebung umblicken. Denn dort sind alle Ihre Glaubenssätze gespiegelt – in Ihrer finanziellen Situation, Ihren Beziehungen, Ihrem Berufsleben und Ihrer Gesundheit.

Schritt 2: Machen Sie sich klar, wer Sie sind – immer und immer wieder.
Sie sind ein Kind Gottes und haben die Macht zu erschaffen.

Versichern Sie sich also: »Ich übernehme für all meine bisherigen ›Werke‹ die Verantwortung. Aber nun erschaffe ich mir das wunderbarste, großartigste Leben. Es ist mein Geburtsrecht, glücklich zu sein, und ich erschaffe jetzt genau das!«

Schritt 3: Bauen Sie neue Überzeugungen auf.
Dafür müssen Sie Glaubenssätze finden, die für Sie genauso wahr sind wie die gerade entsorgten. Dabei hilft Ihnen die Beschäftigung mit folgenden Aspekten:

1. Wunder. Alle Heilungsverläufe, die in diesem Buch beschrieben sind, sind Beweise für Ereignisse, die nicht in unser bisheriges Weltbild passen. *Das* ist tatsächlich geschehen – was macht das nun mit Ihnen und Ihren bisherigen Überzeugungen? Ändert sich Ihr Weltbild, wenn Sie hören, dass das Unmögliche offenbar doch möglich ist? Und was bedeutet das für Sie?

2. Logische Erkenntnisse. Es ist möglich, dass sich Ihre Sicht der Dinge aufgrund von logischen Beweisen verändert. Früher dachte man, die Erde sei eine Scheibe. Heute wissen wir, dass sie eine Kugel ist. Aufgrund neuer Information entwickeln wir im besten Falle neue Überzeugungen. Setzen Sie sich also mit ungewöhnlichen Heilungen auseinander, sprechen Sie mit Menschen, die so etwas erlebt haben, informieren Sie sich über die neuesten Forschungsergebnisse in Bezug darauf, wie diese Welt funktioniert und inwiefern der Geist die Materie steuert. Forschen Sie nach Dingen, die es »eigentlich nicht geben dürfte«. Kurz: Bringen Sie Ihr bisheriges Weltbild zum »Zusammenbruch« und bauen Sie sich aus neuen Überzeugungen eine andere Sichtweise auf.

Lassen sich Stigmata durch Überzeugungen erklären?

Natürlich können Menschen, die die Wundmale Christi tragen, ein Beweis dafür sein, dass Gott an ihnen ein Zeichen setzt. Ich frage mich nur: Warum sollte er das tun? Gibt es für ihn keine andere Möglichkeit, »sichtbar« zu werden, als mit solch grausamen Verstümmelungen?
Gott will, dass wir glücklich sind und uns an seinem Geschenk – dem Leben – freuen. Kann er wollen, dass Menschen ein Leben lang blutende Wunden an Händen und Füßen

haben? Wie immer gibt es in Glaubensfragen kein »richtig« und »falsch«. Bilden Sie sich also Ihre eigene Meinung dazu.

Die (traditionelle) Wissenschaft hat keine Erklärung dafür, dass manche Menschen die Wundmale Christi zeigen. Sie bezeichnet diesen Vorgang als unerklärliches Rätsel und lässt es dabei bewenden. Auf der Basis des Weltbildes der Quantenphysik erhebt sich allerdings die Frage: Welche Überzeugungen hat ein Mensch, dass sich sogar körperliche Wunden wie beim gekreuzigten Christus manifestieren? Welche Gefühle hat er in Bezug auf ein Ereignis vor über 2000 Jahren, dass sein Körper in solch spektakulärer Art und Weise reagiert? Kann der Glaube so stark sein, dass er sich sogar auf diese dramatische Art im Körper widerspiegelt?

Mit allem Respekt vor den letzten Geheimnissen des Lebens deutet alles darauf hin, dass die Antwort lautet: Ja! Das bestätigen nicht nur die inzwischen zahlreich vorhandenen Studien über den Placeboeffekt, sondern auch die Geschichten der Menschen, mit denen ich gesprochen habe. Sie alle glaubten in der einen oder andern Art: an sich selbst und ihre Kraft, an die Fähigkeiten eines Heilers, an Maria und/oder an Gott.

Ein Hinweis dafür, dass Stigmata durch Glauben entstehen könnten, ist, dass die Handstigmata in der Regel auf der Handinnenseite oder dem Handrücken zu sehen sind. Es gilt heute jedoch als wahrscheinlich, dass bei Kreuzigungen der Nagel in der Nähe der Handwurzel zwischen Elle und Speiche des Unterarms eingeschlagen wurde. Interessant hierbei ist, dass die Wunden bei Stigmatisierten generell so auftreten, wie sie im jeweiligen Kulturkreis bekannt sind. Zeigt ein bestimmter Kulturkreis also Stigmata am Handrücken, dann haben die Personen auch Wunden an dieser Stelle. Werden hingegen die Male an den Gelenken dargestellt, treten sie dort auf. Auch dies kann als Hinweis darauf gewertet werden, dass tiefe Überzeugungen Realität erzeugen.

Es ist also sehr wichtig, sich zu fragen: Was glaube ich? Welche Überzeugungen habe ich in Bezug auf mich, meinen Wert, meine Stellung in der Welt, meine Aufgabe hier? Wie denke ich über Leben und Tod? Halte ich mich für ohnmächtig und ausgeliefert oder für stark und fähig, in den Lauf der Dinge in der einen oder anderen Art einzugreifen?

Sie *können* Ihre Überzeugungen ändern. So habe ich mich dafür entschieden, ab sofort meinem inneren Frieden allergrößten Wert zu geben. Ich will keinesfalls behaupten, dass mir das immer gelingt, aber ich bringe mich sehr schnell wieder »auf Kurs«, wenn ich erkenne, dass ich schon wieder dabei bin, ein Drama zu erzeugen (etwas, worin ich absolut spitze bin). Wenn ich einen Gang zurückschalte, freut sich mein Immunsystem, ich entspanne mich innerlich und alte Wunden können heilen.

Wo blockiere ich mich selbst?

Was kann der Grund dafür sein, dass Sie sich nicht als die wunderbare Frau empfinden, die Sie sind? Welche Gründe verhindern, dass Sie erkennen können, dass Sie ein toller Mann sind? Warum leben Sie nicht ein in jeder Hinsicht erfülltes Leben? Was ist die tiefe Ursache dafür, dass Sie krank sind und leiden?

Ich kann Ihnen auf diese Fragen natürlich keine letztgültigen Antworten geben. Aber durch meine langjährige Tätigkeit als Psychologin und auch durch eine ehrliche Recherche in eigener Sache habe ich Folgendes herausgefunden: Im Unterbewusstsein gibt es Programme, die uns so geschickt blockieren, dass wir erst bei sehr genauem Hinsehen bemerken, in welchem Ausmaß das geschieht.

Überzeugungen, die uns »die Luft abschnüren«, »im Magen liegen«, »das Herz brechen«, »zum Aus-der-Haut-Fahren« sind oder bewirken, dass wir uns klein und wertlos fühlen, können körperlich und psychisch krank machen. Im Sinne jedes Heilungsprozesses ist es daher sehr wichtig, den verborgenen Saboteuren auf die Spur zu kommen.

Dafür gibt es folgende Möglichkeiten:

1. *Fragen Sie sich, welches Problem Ihnen im Moment am meisten zu schaffen macht.* Die genaue Analyse dieser Situation führt immer zu dem Glaubenssatz, der gerade bearbeitet gehört. Das Problem ist nämlich exakt deswegen da, um Sie auf diese »Arbeit« hinzuweisen.

Seien Sie ehrlich, auch wenn es unter Umständen um Menschen geht, die Sie bisher vielleicht nicht einmal in Gedanken zu kritisieren wagten. Meist handelt es sich hierbei um Eltern, den Partner oder auch den Chef. Wenn Sie fündig geworden sind – und das werden Sie wahrscheinlich –, gestehen Sie sich ehrlich alle Gefühle ein, die mit der jeweiligen Person zusammenhängen. Und dann vervollständigen Sie den Satz: »Ich darf auf meine Mutter/meinen Vater/ meinen Partner/meine Schwester/meinen Chef nicht böse sein, weil ...« Ja, warum nicht? Wenn die Antwort lautet: »Weil man das nicht darf« oder »Weil sie oder er sonst böse auf mich ist, und das halte ich nicht aus«, haben Sie bereits alte Programme entdeckt, die entsorgt gehören. Denn die Überzeugung »Ich darf niemals und unter keinen Umständen jemand Wichtigem böse sein« schränkt Ihre Lebendig-keit ein.

Sollte es bei Ihnen so sein, können Sie sich nun damit ausein-andersetzen, wie ein möglicher Konflikt auch so laufen könn-te, dass Sie sich selber treu bleiben und trotzdem ein Dialog möglich ist. Möglicherweise »verlieren« Sie bei einer Ausein-andersetzung. Niemand »gewinnt« immer. Aber dann wissen Sie immerhin, dass Sie Ihre Interessen vertreten haben. Wer sollte das tun, wenn nicht Sie?

2. *Finden Sie den roten Faden in Ihrem Leben.* Sie landen immer wieder in Beziehungen, die Ihnen nicht guttun? Sie werden immer ausgenutzt?

Sie fühlen sich immer als Opfer? Sie vermasseln immer alles, wenn Sie doch einmal noch eine Chance bekommen? Achten Sie auf Sätze, die das Wort »immer« enthalten, wenn Sie sich über etwas beklagen. Auch dahinter verbergen sich Lebens-einstellungen, die Ihnen Kraft nehmen. Diese können sein: »Ich bin ein Versager«, »Ich schaffe gar nichts«, »Niemand interessiert sich für mich«. Vielleicht gelingt Ihnen tatsäch-lich nicht alles und es interessiert sich auch nicht die ganze Menschheit für Sie. Ja, und? Das ist kein Grund, sich minder-wertig zu fühlen. Je mehr Sie sich auf Ihrem Weg befinden, desto sicherer werden Sie werden. Und die richtigen Gefähr-ten kommen dann schon. Versprochen.

Die 13 Heilungsfragen

Es kann sein, dass nur eine der 13 Fragen auf Sie zutrifft; vielleicht finden Sie aber auch heraus, dass die meisten in irgendeiner Form Ihrer Wahrheit nahe kommen. Jede einzelne Grundhaltung, die darin beschrieben ist, kann Ihren Heilungsprozess blockieren oder behindern. Auch wenn Sie bei vielen Fragen fündig werden, ist das keine Tragödie, sondern ein großartiger Anhaltspunkt für Ihre Recherche in Sachen Gesundheit. Fühlen Sie sich einfach wie ein Detektiv, der einer ganz wichtigen Sache auf der Spur ist, und machen Sie sich mit Neugierde und Engagement ans Werk.

Frage 1: Liebe ich mich?

Glauben Sie mir: Keine andere Frage ist so wichtig wie diese. Denn wenn Sie aus ehrlichem Herzen »ja« sagen können, haben Sie schon gewonnen. Herzlichen Glückwunsch!
Aber wer kann das schon? Ich habe die Erfahrung gemacht, dass die wenigsten Menschen sich von Herzen lieben. Dabei geht es nicht um Egozentrik und eine rücksichtslose »Ich bin alles, ihr anderen seid gar nichts«-Einstellung. Beides ist kein Zeichen von Selbstliebe, sondern von Unsicherheit. Obwohl ein selbstliebender Mensch manchmal anderen auf die Zehen steigen muss, strahlt er Harmonie und Ruhe aus. Er wird niemals andere klein machen, um sich selbst größer zu fühlen. Und er kann seine eigenen Bedürfnisse zurückstellen, wenn die Situation es erfordert. Aber das macht er nicht ständig, sondern nach Bedarf.
Ich habe mein erstes Buch allein diesem Thema gewidmet

(»Lerne, dich selbst zu lieben, dann liebt dich das Leben«) und beschäftige mich aus gutem Grund schon seit Ewigkeiten damit. Trotzdem stehe ich auch heute noch vor dem Spiegel und bin alles andere als verliebt in die Person, die mir dort entgegenblickt. Oder ich entdecke Reste eines alten Musters, das ich schon vor Ewigkeiten als »erledigt« betrachtet habe. Und plötzlich muss ich erkennen, dass »erledigt« die Sache absolut nicht trifft.

Meine Mutter zum Beispiel kann bei mir wie auf Knopfdruck bestimmte emotionale Reaktionen erzeugen. Macht nichts. Ich habe in der Zeit, die ich mit dem Aufbau meiner Selbstliebe verbracht habe, erkannt, dass das Ganze mehr einer Reise gleicht als einem Ankommen. Also genieße ich den Trip und verurteile mich nicht dafür, dass ich immer noch keine perfekte »Selbstlieberin« bin. Dennoch: Selbstliebe ist die Basis, auf die Ihr Leben gründet. Achten Sie also darauf, dass dieses Fundament tragfähig ist und nicht aus Sand.

Selbstliebe bedeutet auch, zu erkennen, dass Ihr Wert eine Tatsache ist. Haben Sie in Ihrer Kindheit oder später zu hören bekommen, dass Sie sich nicht so wichtig nehmen sollen? Gab es jemanden, der Ihnen gesagt hat, Sie seien dumm oder unfähig? Auch wenn Sie zu einer späteren Zeit Ihres Lebens gedemütigt, herabgewürdigt oder ausgenutzt wurden – Ihr Wert steht außer Frage.

Vielleicht haben Sie es bis jetzt noch nicht geschafft, zu sich zu stehen, Ihre Schulden in den Griff zu bekommen, abzunehmen oder sich aus einer unguten Beziehung zu lösen. Möglicherweise bringen Sie nichts zu Ende, fühlen sich außerstande, notwendige Veränderungen vorzunehmen, oder stecken in Negativität fest. Es kann auch sein, dass Sie schon alles versucht haben, um gesund zu werden, und es bis jetzt nicht geklappt hat. All das sind große Herausforderungen, aber Ihr Wert als das, was Sie wirklich sind, bleibt davon unberührt.

Selbstliebe bedeutet, dass Sie gut zu sich sind. Immer, aber auch und gerade in schlimmen Zeiten. Und genau dann ist das ja besonders schwer, wie wir alle wissen. Selbstliebe erkennen Sie daran, dass Güte, Wärme, Nachsicht und Herzlichkeit Ihr Handeln und Ihre Gedanken sich selbst gegenüber bestimmen. Diese Liebe ist dann wie ein sanfter Mantel, der Ihnen Kraft, Geborgenheit und Trost schenkt. Wo immer Sie auch sind oder mit wem Sie zusammenkommen – Sie fühlen sich bei sich selbst wohl. Diese Art von Liebe ist immer da. Sie kann Ihnen zwar von niemandem gegeben werden, aber umgekehrt kann kein Mensch der Welt sie Ihnen nehmen. Sie ruhen darin, auch wenn rings um Sie Stürme toben oder Dämme brechen. Schön, oder?

In den Jahren, die seit Erscheinen meines Selbstliebebuches vergangen sind, ist mir noch klarer geworden, dass *jede* Art von Leid damit zusammenhängt, dass man sich selbst nicht genug liebt. Denn wer sich selbst liebt – oder auf dem Weg dorthin ist –, wird immer konsequenter darin, selbstquälerische Mechanismen zu durchschauen und zu beenden. Auch Menschen, die dazu neigen, andere herabzusetzen, werden sich irgendwann achselzuckend von Ihnen abwenden, weil sie spüren, dass bei Ihnen diesbezüglich nichts zu holen ist.

Das alles geht nicht von heute auf morgen und meist auch nicht ohne Rückfälle. Wenn Sie diese Stolpersteine von vornherein einplanen, werden Sie nicht so fassungslos sein, wenn sie tatsächlich vor Ihnen liegen.

Menschen, die sich selbst nicht lieben,
finden immer neue Arten, sich weh zu tun.
Was ist Ihr Werkzeug, sich das Leben
schwer zu machen?

* Perfektionismus
* Selbstabwertung
* Kontakt mit Menschen, die Ihnen schaden
* Opferbewusstsein
* Kommt Ihnen eine der folgenden Aussagen bekannt vor?

  »Das Leben ist hart und schwer« – »Ich habe keine Chance« – »Ich bin vollkommen unattraktiv« – »Ohne Person X kann ich nicht leben« – »Ich hatte eine schlimme Kindheit, deshalb gibt es für mich kein gutes Leben« – »Ich war immer schon ängstlich, daran wird sich nie etwas ändern« – »Nachdem *das* geschehen ist, ist alles aus« – »In meiner Familie gibt es schon ewig Depressionen, Ängste, eine bestimmte Krankheit – das ist bei mir vererbt« – »Ich *kann* einfach nicht nein sagen« – »Wenn ich nicht alles kontrolliere, wird nichts richtig gemacht«
* Schädigen Sie Ihren Körper mit ungesunder Nahrung, Drogen, zu viel Alkohol und Nikotin, zu wenig Ruhe oder Bewegung?
* Sind Sie hart zu sich selbst und gönnen Sie sich nichts?
* Können Sie sich selbst oder anderen Menschen nicht vergeben?
* Sagen Sie, Ihr Äußeres sei Ihnen »egal«?

- Akzeptieren Sie Beziehungen, in denen Sie abgewertet, ignoriert, terrorisiert oder ausgenutzt werden?
- Finden Sie sich immer wieder in Partnerschaften, in denen Sie engagierter sind als der andere?
- Oder sind Sie ein »Beziehungsflüchter«?
- Bleiben Sie an einem Arbeitsplatz, der Sie nicht befriedigt, nicht Ihrer Berufung entspricht oder an dem Sie gemobbt werden?
- Haben Sie das Gefühl, in Ihrer Wohnung zu »ersticken«, weil Sie keine Energie haben, sie zu entrümpeln?
- Kommt es Ihnen komisch vor, wenn es Ihnen einmal ein paar Stunden gutgeht?
- Sind Sie ständig unter Druck und haben Schwierigkeiten, sich zu entspannen?
- Können Sie es glauben, wenn ein Mensch sagt, dass er Sie mag oder liebt?
- Reagieren Sie auf Komplimente abwehrend?
- Nehmen Sie im Krankheitsfalle nur Medikamente ein, ohne nach der »Botschaft der Krankheit« zu fragen?
- Haben Sie ein schlechtes Gewissen, wenn Sie krank sind?
- Finden Sie es manchmal ganz vorteilhaft, krank zu sein und sich schonen zu können?
- Denken Sie manchmal, dass es gar nicht so schlecht wäre, tot zu sein, weil dann endlich keine täglichen Herausforderungen mehr auf Sie warten?

Die »Nicht-Liebe«, die Sie für sich empfinden, kann tausend Gesichter haben. Nicht immer sind diese Gesichter klar zu erkennen. Manchmal sind sie von Gefühlen und Einstellungen wie den oben beschriebenen verdeckt.

Selbst wenn Sie viel von dem oben Aufgeführten für sich bejahen können, ist das keine Katastrophe. Es geht hier lediglich um eine Bestandsaufnahme. Lassen Sie sich also nicht entmutigen.

Viele Menschen lieben sich nicht nur nicht, sondern hassen sich regelrecht. Eine an Krebs erkrankte Frau erzählte mir einmal, dass sie es nicht aushalten könne, wenn andere unbeschwert lachen. Sie sagte, dass Neid, Hass und ein Gefühl der Ungerechtigkeit ihr die Kehle zuschnürten. Sie werde dann so wütend, dass sie Leute schlagen könne, die ohne Krebs leben.

Wenn Sie ähnlich empfinden, dann akzeptieren Sie das zunächst einmal. Machen Sie sich das Leben nicht unnötig schwer, indem Sie neben der Bewältigung der Krankheit auch noch den Anspruch an sich selbst haben, ausschließlich edel und gut zu sein. Lassen Sie alle Gefühle zu. Wenn Sie davor Angst haben, finden Sie jemanden, der Sie dabei begleitet. Zorn ist kein Dauerzustand, kann aber ein hervorragender Motor sein, um weitere Schritte in Richtung Heilung zu machen.

Denn Selbstliebe ist der Beginn jedes Heilungsweges.

Es gibt immer Möglichkeiten, dieser Erkenntnis auszuweichen. So kann auch Burnout ein Weg sein, sich um die Lektion »Selbstliebe« herumzuschummeln. Ich hatte in meinem Leben viele heftige Zusammenbrüche, die mich manchmal monatelang außer Gefecht setzten. Wie viel Mangel an Selbstliebe war wohl nötig, bis meine Seele und mein Körper keine andere Möglichkeit mehr sahen, als drastisch zu zeigen, dass »nichts mehr ging«? Wie oft habe ich zuvor meine Grenzen überschritten, wie viele Gefühle unterdrückt, welche ungesunden Einstellungen konnte ich nicht loslassen, wie viel Widerstand habe ich dem Fluss des Lebens und damit der Veränderung entgegengesetzt?

Immer wenn Sie in einer dunklen Nacht der Seele feststecken, ist mehr Selbstliebe die Lösung. Und im Endeffekt geht es immer um dieselben Themen, auch wenn der Schwerpunkt von Fall zu Fall unterschiedlich ist: Vertrauen, Güte für sich selbst, Akzeptanz, Loslassen, aktiv werden. Sehen Sie sich Ihre eigene Situation daraufhin an, und Sie werden sehen, dass es stimmt.

Sich selbst zu lieben ist kein übertriebener Egoismus, sondern ein Akt der Fürsorge. Ein sich selbst liebender Mensch verdrängt Gefühle nicht, weil er weiß, dass das auf Dauer krank macht. Selbstschädigende Gedanken entfernt er aus seinem Kopf und ist imstande, gesunde Grenzen zu ziehen. Er führt keine Angriffskriege, hat aber das richtige Werkzeug, um seinen Bereich zu verteidigen. Das tut er durchaus mit Leidenschaft.

Ein Mensch, der sich selbst liebt, schleppt anstehende Probleme nicht jahrelang mit sich herum, sondern bemüht sich um sinnvolle Lösungen. Selbstbewusst zeigt er, wer er ist und was er kann. Ihm ist bewusst, dass unter Umständen nicht alle ihn lieben, aber das ist in Ordnung. Er geht hinaus ins Leben und stellt sich Wind und dem jeweiligen Wetter. Manchmal möchte er allerdings nur zu Hause bleiben, denn auch Rasten hat großen Wert. Er spürt, welche Menschen ihm guttun und welche nicht. Er ist bereit, den Kontakt mit den einen zu intensivieren und mit den anderen zu reduzieren. Wer ihm psychisch oder körperlich Schaden zufügt, hat in seinem Leben nichts verloren. Ein sich selbst liebender

Mensch hört immer den Klang seiner inneren Stimme. So wägt er sorgsam ab, ob in einer bestimmten Situation eher Verstand oder Gefühl gefragt ist.

Machen Sie sich auf den Weg der Selbstliebe. Sie werden auf dieser Reise Ihren wahren Wesenskern entdecken – einen überirdisch schönen Edelstein, der nur darauf wartet, dass Sie ihn endlich von Schutt und Schlamm befreien.

Frage 2: Habe ich das Gefühl, leiden zu müssen?

Seien Sie ehrlich: Ist diese Frage für Sie so absurd, wie sie klingt? Oder haben Sie das Gefühl, es könnte etwas dran sein? Das alte Muster »Es muss gelitten werden« ist das stärkste, das ich kenne. Und keine andere Überzeugung kann Ihnen das Leben derartig zur Hölle machen. Denn ihre Wirkung ist so stark, dass Sie – unbewusst – dafür sorgen werden, dass es Ihnen immer schlechtgeht. Und sollte es Ihnen doch einmal besser gehen, dann wird »etwas« geschehen, damit sich dieser Zustand ganz schnell wieder ändert.

Erinnern Sie sich einmal an eine Zeit in Ihrem Leben, als die Dinge wirklich gut liefen. Konnten Sie diese Zeit unbeschwert genießen oder haben Sie schon nach der nächsten Krise Ausschau gehalten?

In meinen Seminaren »So lerne ich, mich selbst zu lieben« machen wir immer folgenden Test, den Sie auch durchführen können: Nehmen Sie einen Spiegel, schauen Sie sich in die Augen und sagen Sie laut: »Ich verdiene es, dass es mir gesundheitlich und in jeder anderen Hinsicht super gutgeht«. Und dann spüren Sie in sich hinein, was das auslöst. Die meisten meiner Seminarteilnehmer haben schon große Schwierigkeiten, diesen Satz nur auszusprechen. Entweder müssen sie mittendrin abbrechen, weinen oder lachen. Die wenigsten finden es vollkommen in Ordnung, dass es ihnen in allen Lebensbereichen gut gehen könnte. Wenn ich dann nach dem »Warum« frage, wissen sie keine Antwort. Wer das »Es muss gelitten werden«-Muster gespeichert hat, spürt ein undefinierbares Unbehagen bei der Vorstellung, dass einfach alles passen könnte.

Ich hatte den Zwang zu leiden in extremer Ausprägung. Das ging wirklich so weit, dass ich unruhig wurde, wenn es mir einmal besser ging. Und dann geschah natürlich das, was geschehen musste: Durch die Konzentration aufs Leiden kam es schön brav wieder zu mir zurück.

Woher kommt diese seltsame Überzeugung? Die Antwort ergibt sich aus der nächsten Frage.

Frage 3: Enttäusche ich jemanden, wenn ich nicht mehr leide?

Ich kann die Ratlosigkeit in Ihrem Gesicht sehen. Was soll denn diese Frage? Lassen Sie es mich anders formulieren: Wer könne etwas dagegen haben, dass es Ihnen gutgeht? Wem könnte es unter Umständen nicht gefallen, wenn Sie gesund, schön, reich *und* glücklich wären?

Den meisten Menschen fällt bei diesen Fragen trotz anfänglicher Verblüfftheit dann doch eine bestimmte Person ein. Häufig sind das: die Mutter (!), der Vater, der Partner, die Freundin, ...

Es tut weh, sich eingestehen zu müssen, dass zum Beispiel die eigene Mutter einem nicht nur das Allerbeste wünscht, sondern – meist unbewusst – etwas »davon hat«, wenn man nicht strahlend durchs Leben geht. Das Gleiche gilt natürlich für andere Verwandte, den Lebenspartner und Freunde. Gründe für diese Haltung sind meist Neid, Eifersucht und Verlustangst. So missgönnt vielleicht gerade die Mutter der Tochter ihre Jugend, beneidet sie um Möglichkeiten, die sie selbst nie hatte, oder Chancen, die sie nicht ergriffen hat. Es kann auch sein, dass sie ihr Kind an sich binden will. Das gelingt eben leichter, wenn die Tochter sich »klein« fühlt, als wenn sie munter, vergnügt und voller Stärke ihr Leben lebt.

Das Gleiche kann auf den Partner zutreffen. Auch hier profitiert der eine unter Umständen davon, dass der andere abhängig und unterlegen *bleibt*. Der unausgesprochene Vertrag in solchen Partnerschaften lautet: »Ich bin stark, du bist schwach und durch deine Schwäche werde ich noch stärker.«

Dieser einmal geschlossene Vertrag enthält noch einen weiteren sehr wichtigen Punkt. Er lautet: »Versprich mir, dass es dir nie zu gut geht, dass du nicht zu unabhängig bist, dass du mich weiter zum Überleben brauchst, dass du klein bleibst, damit ich mich größer fühlen kann, dass du nicht mit mir in Konkurrenz trittst, dass es dir niemals, niemals bessergeht als mir. *Denn nur dann kann ich existieren.*« Der Part des zweiten Vertragspartners ist es, zu sagen: »Ich verspreche es.«

Wenn Sie nicht erkennen, dass Sie in so einem Vertrag gebunden sind, werden Sie ihn Ihr Leben lang treu erfüllen. Damit sitzen Sie in einem Gefängnis. Es hat zwar keine Mauern, aber trotzdem können Sie nicht entkommen. Ihr Versprechen bindet Sie an Krankheit oder irgendeine Form von Leid. So wird über Ihrem Leben in gewisser Hinsicht immer eine schwarze Wolke schweben. Sie ist dafür verantwortlich, dass Sie sich krümmen, wenn Sie eigentlich wachsen möchten, und dass Sie Ihr Licht nicht leuchten lassen, sondern herunterdimmen.

Solche Verträge sind natürlich sittenwidrig. Dennoch existieren sie in vielen Familien und Beziehungen seit Generationen. Keiner der Beteiligten erinnert sich daran, dass sie je geschlossen wurden. Aber sie sind unglaublich stabil. Warum halten Sie sich überhaupt daran? Sie tun das, weil Sie eine bestimmte Person nicht enttäuschen, verstimmen oder verlieren möchten. Das erscheint Ihnen so gefährlich, dass Sie es einfach nicht riskieren können. Und das kostet Sie alles: Ihr Leben.

Es ist von größter Bedeutung, dass Sie sich klarmachen, ob es solche Ansprüche in Ihrem Leben gibt und von wem sie ausgehen. Lassen Sie im nächsten Schritt alle Gefühle zu, die mit dieser Erkenntnis einhergehen – Trauer, Wut, Hass oder Angst. Machen Sie sich die Mechanismen bewusst, mit denen Sie sich manipulieren lassen. Und dann versprechen Sie sich selbst, dass Sie unter *keinen* Umständen mehr bereit sind, Ihr Licht unter den Scheffel zu stellen. Der Preis ist einfach zu hoch.

Werden Sie sich auch klar darüber, ob Sie selbst eine andere Person lieber »klein« als in jeder Hinsicht erfolgreich sehen möchten. Vielleicht entdecken Sie auch an sich selbst Verhaltensweisen, die dem anderen seine Freude nehmen oder ihn abwerten. Hören Sie einfach auf damit. Haben Sie nicht am eigenen Leib erfahren, wie zerstörerisch das ist? Sich ehrlich für einen anderen freuen zu können, wenn man selbst leidet, ist schwer. Aber es ist ein wichtiger Schritt zur Gesundheit.

Frage 4: Will ich durch mein Leid jemanden bestrafen oder erpressen?

Wir »bestrafen« in der Regel solche Menschen, die uns irgendwann einmal verletzt haben. Und das bedeutet meist, dass sie uns nicht so geliebt haben, wie wir das gebraucht hätten, uns gar nicht geliebt haben oder uns verließen. Die Bestrafung lautet dann: »Du hast mir unendlich weh getan, und deswegen werde ich jetzt dafür sorgen, dass du dich schlecht und schuldig fühlst. Immer wenn du denkst, es geht dir gut, werde ich dir zeigen, dass ich das nicht zulasse. Durch mein Leiden wirst auch du keine gute Stunde haben.«

Meist läuft dieser Mechanismus nicht bewusst ab, darum ist es wichtig, ihn aus dem Dunkel zu holen. Denn wenn Sie einen anderen Menschen durch Ihren Zustand bestrafen möchten, werden Sie von alleine nicht zu leiden aufhören. Auf einer tiefen Ebene »bekommen« Sie ja etwas für Ihr Leid, auch wenn das im Endeffekt täuscht.

Für den Menschen, den Sie mit Ihrem Leiden bestrafen möchten, gibt es zwei Möglichkeiten zu reagieren:

1. Er oder sie lässt sich überhaupt nicht beeindrucken, stellt entweder keinen Zusammenhang her zwischen sich und Ihrem Leid oder weist ihn empört zurück.

2. Sollte der betreffende Mensch sich tatsächlich schuldig fühlen, wird er sich sehr wahrscheinlich ebenfalls schlechtfühlen. Allerdings führt das nicht zu der Befriedigung, die Sie sich wünschen. Es wird Ihnen nicht auf Dauer bessergehen, weil es Ihnen gelingt, einen anderen Menschen sich schlechtfühlen zu lassen. Heilung führt niemals über die »Bestrafung« eines anderen, selbst wenn sie Ihnen noch so gerechtfertigt erscheint. Was Sie heil macht, ist immer die Liebe – zuerst einmal die zu sich selbst.

Es kann natürlich einen riesigen Heilungsschub bewirken, wenn Sie jemanden mit erlittenen Verletzungen konfrontieren und diese Person sich schließlich bei Ihnen entschuldigt. Damit würde Ihr Schmerz endlich anerkannt werden und könnte sich auflösen.

Frage 5: Habe ich Angst, die Verantwortung für mich zu übernehmen?

Krankheit ist eine Möglichkeit, das Erwachsensein zu vermeiden. Denn eine körperliche Krankheit oder ein psychischer Leidenszustand entbindet Sie in gewisser Weise von einer »normalen« Lebensgestaltung. Ich weiß, dass Sie nun denken, dass ich völlig verrückt geworden sein muss. Ein ganz normales Leben zu führen ist schließlich genau das, was Sie möchten.

Sind Sie sicher? Wenn Sie tief in Ihrem Inneren von Ihrer Wertlosigkeit oder Ihrer Unfähigkeit überzeugt sind, haben Sie in Ihrer Krankheit möglicherweise einen Weg gefunden, diesen schmerzhaften Gefühlen auszuweichen.

Natürlich entscheidet niemand sich bewusst für eine Erkrankung oder Behinderung. Und Sie sind auch nicht »schuld«, wenn Sie mit Beeinträchtigungen leben müssen. Aber lassen Sie an dieser Stelle noch einmal den Gedanken auf sich wirken, dass wir letztlich immer wählen. Wenn Sie das grundsätzlich akzeptieren können, dann ist klar, dass Sie aufgrund unbewusster Muster auch diese Entscheidung getroffen haben. In Ihrem Unterbewusstsein ist gespeichert: »Ich kann dieses Leben einfach nicht bewältigen. Die Anforderungen sind zu groß. Ich bin zu dumm, zu schwach, zu hilflos. Ich kann einfach nicht.« Irgendjemand hat Ihnen genau das vermittelt und Sie haben es geglaubt.

Hinter einer Krankheit kann auch der Wunsch stehen, dass sich endlich jemand um Sie kümmert. Sie fühlen sich nicht imstande, für sich zu sorgen, also soll das jemand anders übernehmen.

Jetzt sind Sie also krank. Möglicherweise kümmert sich nun tatsächlich jemand um Sie, vielleicht aber auch nicht. Auf jeden Fall werden Sie nicht das bekommen, wonach Sie sich so sehr sehnen: bedingungslose Liebe.

Niemand wird kommen und die Defizite an Schutz, Geborgenheit und Sicherheit auffüllen, die wir von früher mit uns tragen. Es ist jetzt unsere Aufgabe – jeder auf seine Art –, liebevoll dafür zu sorgen, diese Lücken zu füllen. Aber das wird nicht durch Krankheit und die damit verbundene Abhängigkeit geschehen.

Wenn Sie spüren, dass dies ein Thema sein könnte, das zwischen Ihnen und Ihrer Heilung steht, dann suchen Sie sich beim Erwachsenwerden jede Hilfe, die Sie bekommen können. Denn wahrscheinlich sehen Sie nur die unüberwindbaren Bürden, dass Sie nun nicht mehr nur »Piep« machen müssen und jemand lässt Futter in Ihren Mund fallen. Haben Sie schon einmal daran gedacht, dass es auch lustig sein kann, groß zu sein? Sie können nicht nur tagsüber mit der Mami, sondern auch mitten in der Nacht zum Schaukeln auf einen Spielplatz fahren. Sie müssen sich nicht im Bad verstecken, wenn Sie rauchen wollen und nicht die Zähne putzen, wenn Sie etwas getrunken haben. Es sei denn, Sie sind mit einem militanten Nikotin- und Alkoholgegner zusammen. Sie können Sex haben, wenn sich die Möglichkeit ergibt, und müssen keine Angst haben, mit dem Gesetz in Konflikt zu kommen. Und schließlich können Sie eigentlich so ziemlich jeden Spaß haben, der nicht ausdrücklich verboten ist oder dick macht. Natürlich können Sie auch dick sein, aber das ist ja ohnehin nicht lustig.

Machen Sie sich im ersten Schritt einmal klar, was »Erwachsensein« für Sie bedeutet. Vielleicht haben Sie ja – so wie ich lange Zeit – Überzeugungen, die die ganze Geschichte wirklich als wenig erstrebenswert erscheinen lassen. Diese Überzeugungen können Ihnen bewusst sein, sie können aber auch in den Tiefen Ihres Unbewussten liegen. So stand für mich lange Zeit im Vordergrund, dass ich als »großes Mädchen« *immer* stark sein müsse und dass es nie wieder jemanden geben würde, der mich trösten und unterstützen würde. Erwachsen zu sein hieß für mich, auf sich allein gestellt zu sein. Der Witz an der Sache ist, dass Menschen, die so empfinden, in der Regel nie erlebt haben, was Geborgenheit bedeutet. Aber sie sehnen sich so sehr danach, dass ihnen nahezu jedes Mittel recht ist, (doch noch) Geborgenheit zu bekommen. Panikattacken, ständige Angstgefühle, hohe Bedürftigkeit durch diverse Befindlichkeitsstörungen und körperliche Erkrankungen können solche Mittel sein.

Die Heilung besteht darin, zu erkennen, dass Sie das Leben auch schaffen, wenn niemand Sie rettet oder ununterbrochen für Sie da ist. Sie sind stark und fähig, sich um sich selbst zu kümmern. Bis Sie das wirklich verinnerlicht haben, vertrauen Sie einfach darauf, dass Hilfe immer da ist. Vielleicht nicht in genau der Form, wie Sie sich das wünschen, aber dennoch ausreichend. Und keine Angst: Auch als Erwachsener müssen Sie nicht alles alleine machen, können Sie um Hilfe bitten, dürfen auch mal nicht weiterwissen oder bedürftig sein. Sie haben als Erwachsener außerdem viel größere Chancen, zu bekommen, was Sie wollen, als in der Kindheit. Denn nun können Sie wählen, welche Menschen Sie in Ihre Nähe lassen. Je größer Ihre Selbstliebe ist, desto liebevoller wird auch Ihr Umfeld sein.

Also lassen Sie Ihren Mut genauso wachsen, wie Ihr Körper

bereits gewachsen ist. Nun ist der Zeitpunkt gekommen, sich dem Fluss des Lebens anzuvertrauen. Er wird Sie sanft auf seinen Wellen tragen.

Frage 6: Glaube ich an Schuld und Strafe?

Tun Sie das? Denken Sie, dass Sie krank geworden sind, weil Sie etwas Bestimmtes getan oder nicht getan haben? Ich hatte einmal eine an Krebs erkrankte Patientin, die fest davon überzeugt war, dass Gott sie strafte, weil sie nicht regelmäßig die Kirche besucht hatte. Diese Sicht der Dinge gab ihr natürlich auch keine Chance auf Genesung, nicht einmal auf Besserung. Denn in ihrem Weltbild hatte Gott beschlossen, das Schwert seiner Rache auf sie niedersausen zu lassen. Wer konnte diesem Schwert schon entkommen? Wir führten viele Gespräche, in denen ich auch über meine Vorstellung von Gott sprach. Ich halte ihn weder für grausam noch für kleinlich, auch wenn ich sein Wirken nicht immer verstehe. Aber ich bin sicher, dass er nicht verbissen im Himmel sitzt und sich Strafaktionen ausdenkt.

Ich denke vielmehr, dass wir uns oft selbst bestrafen. In einem Gemisch aus Glaubenssätzen, die wir von den Eltern, der Umwelt und der Gesellschaft mitbekommen haben, gelangen wir zu der Überzeugung, dass bestimmte Verhaltensweisen, Unterlassungen oder sogar bloße Gedanken Strafe verdienen. Meist verfahren solche Menschen so mit sich, die strenge Maßstäbe an sich anlegen und dazu neigen, sich schuldig zu fühlen.

Seien Sie nachsichtig mit sich selbst. Sie haben einen Fehler gemacht oder es ist etwas geschehen, das Sie als Fehler empfinden. Na und? Wenn es sich um etwas handelt, das Sie in

Ordnung bringen können, dann tun Sie das. Wenn nicht, dann achten Sie darauf, dass Ihnen das nicht noch mal passiert.

Wenn Sie überzeugt sind, zu Recht zu leiden, wird das Ihren Heilungsprozess behindern. Freunden Sie sich also mit dem Gedanken an, dass Sie nicht ewig Buße tun müssen. Falls es wirklich etwas »abzuleiden« gab, dann ist das jetzt erledigt. Punkt.

Das gilt auch für die Vorstellung, dass Ihr Karma Ihnen vorschreibt, weiter zu leiden. Selbst wenn Sie einmal eine Mischung aus Dschingis Khan und Jack the Ripper gewesen sein sollten – ab sofort entscheiden Sie sich für die Liebe (für Sie und andere!) und können damit das karmische Rad stoppen. Ich kann das nicht beweisen, aber meine innere Stimme sagt mir, dass »Karma« nicht unausweichlich ist. Nutzen Sie es also bitte nicht als Ausrede, wichtige innere oder äußere Schritte zu unterlassen.

Wenn Sie meinen, dass es ohne Strafe nicht geht, dann denken Sie sich etwas aus. Wie wäre es mit Fernsehverbot, Tortenstopp oder einem Fitnessprogramm? Das gilt natürlich nur, wenn Sie gerne fernsehen, Torten lieben und ein Fitnessmuffel sind. Lassen Sie jedoch die Finger von heftigen Strafmaßnahmen wie Krankheit oder jeder Art von Einbuße an Lebensfreude.

Frage 7: Darf ich wirklich gesund und glücklich sein?

Diese Frage ist nicht so verrückt, wie sie klingt. Viele Menschen, die zu mir kommen, stellen sie, und auch ich habe mich das immer wieder gefragt. Alte Muster sitzen ja so tief (vgl. dazu Frage 3). Gestehen Sie mir daher zu, dass ich nochmals daran erinnere, dass Sie in Ihrer Essenz reine Liebe sind. Das sollten Sie zeigen, indem Sie das Leben feiern, lachen und singen – es sei denn, Ihre Stimme klingt so wie meine. Aber es muss Ihnen ja keiner zuhören. Das Singen beispielsweise erledige ich immer im Auto oder mitten im Wald.

Es ist nicht nur in Ordnung, glücklich zu sein, sondern vielmehr Ihr Geburtsrecht. Sie sind eine Tochter oder ein Sohn Gottes und daher ebenfalls göttlich. Und glauben Sie mir – Gott will Sie glücklich sehen. Es geht im Leben darum, sich daran wieder zu erinnern. Also räumen Sie die Blockaden weg, die Sie noch daran hindern. *Es muss nicht gelitten werden!* Es macht mich traurig, wenn Menschen ihr Leid mit dem Leid Christi rechtfertigen. Christus ist »für uns« am Kreuz gestorben, aber nicht, um zu demonstrieren, dass gelitten werden muss, sondern um zu zeigen, dass der Tod nichts bedeutet.

Jesus war meiner Meinung nach ein Supertyp, der neben all den tollen Dingen, die er vollbracht hat, auch viel Spaß hatte. Und das finde ich sehr gut so. Diese Kreuzigungsgeschichte war natürlich heftig, aber er hat das sicher so gewählt, weil es viel mehr Aufsehen verursachte, als wenn er nur still »gestorben« wäre. Und er ist wieder auferstanden, um uns auf dramatische Art zu zeigen, dass es so etwas wie den Tod nicht gibt. Ich bin fest davon überzeugt, dass er auf keinen Fall wollte, dass daraus eine Geisteshaltung entsteht, die das Leiden adelt, gutheißt oder gar fordert. Mit dem Ausspruch »Er ist für uns am Kreuz gestorben« wurden seit über 2000 Jahren Menschen mit einem Schuldgefühl beladen, das den Nährboden dafür bietet, dass gelitten werden muss. Er tat das »für uns«, aber um zu demonstrieren, dass sterben nichts bedeutet.

In den »Gesprächen mit Gott« sagt Gott: »Wer denkt, dass der Weg zu Gott über Leid führt, zeigt damit, dass er nichts über den Weg zu Gott verstanden hat.« Immer wieder mal stelle ich mir vor, wie ich nach meinem »Tod« vor Gott stehe und er mich fragt: »Liebe Sabine, was hast du mit meinem Geschenk – dem Leben – gemacht, das ich dir gegeben habe?« Ich sage darauf: »Lieber Gott, ich habe schön brav gelitten, hatte niemals Spaß und sah das Ganze als große Bürde. Ich bin echt froh, dass es vorbei ist.« Gott blickt sehr seltsam drein. Nach mir kommt Grete. Sie antwortet auf die gleiche Frage: »Also, lieber Gott, es war einfach großartig! Manchmal war es zwar etwas anstrengend, aber ich habe oft gesungen, getanzt und gelacht. Danke für dieses schöne Geschenk!« An wem hat Gott wohl mehr Freude? Es lohnt sich, sich diese Frage ab und zu in Erinnerung zu rufen.

Sie dürfen gesund und glücklich sein. Und Sie können selbst dann glücklich sein, wenn Ihr Körper nicht gesund ist. Natürlich ist es wunderbar, wenn auch körperlich alles im grünen Bereich ist. Aber es ist keine Vorbedingung für Glück. Ich habe immer wieder kranke Menschen betreut, die so viel Glück ausstrahlten, dass ich am liebsten darin gebadet hätte.

Frage 8: Bin ich bereit für die Veränderung, die mit der Heilung einhergeht?

Ich nehme an, dass Sie spontan mit »Jaaa« antworten. Aber warten Sie einen Augenblick. *Jede* Veränderung kann Angst machen. Und vielleicht ziehen Sie es auf einer unbewussten Ebene vor, sich in einer bekannten Hölle aufzuhalten anstatt in einem unbekannten Himmel. Das mag sonderbar klingen, ist aber weit verbreitet. Und diese Angst ist möglicherweise ein Grund dafür, dass Sie in einem Leidenszustand verharren.

Hinzu kommt, dass, wenn Sie schon länger krank sind, die Krankheit zu einer eigenen Identität werden kann. Ich habe mich lange Zeit nicht als Person Sabine Standenat gesehen, die gerne liest, Tiere über alles liebt oder ein großes Mitteilungsbedürfnis hat (ja, ja, lachen Sie nur ...), sondern als »die Frau mit der Angststörung, den Panikattacken, der Migräne, den Rückenkrämpfen, der Übelkeit, den Hautausschlägen, den Schwächeanfällen, der Unfähigkeit, sich frei zu bewegen«. Ich habe sozusagen meine ganze Existenz über meine Krankheiten definiert. Daneben gab es nur wenig. Vielleicht kommt Ihnen das bekannt vor. Wenn es einem schlecht geht, rückt alles andere meist in den Hintergrund. Es geht dann fast nur noch um die Krankheit, die Beschwerden, die Probleme. Das ist zutiefst verständlich.

Stellen Sie sich jedoch einmal vor, Sie wären völlig gesund, und die Zeit, die Sie mit Schmerzen oder Therapien verbracht haben, stünde Ihnen nun für anderes zur Verfügung. Sie selbst und Ihre Umwelt erwarten nun von Ihnen, dass Sie jetzt etwas daraus machen. Merken Sie, worauf ich hinauswill? So schrecklich jede Art von Beeinträchtigung auch ist – sie nimmt Ihnen auch ein Stück weit die Verantwortung für Ihr Leben ab, indem sie Ihr Leben bestimmt. Plötzlich frei und unbeeinträchtigt zu sein kann Angst machen, weil man mit einem Schlag wieder die volle Verantwortung für sich und sein Leben übernehmen muss.

Als meine vielfältigen Beschwerden sich gebessert hatten, musste ich mir beispielsweise eingestehen, dass meine Angst vor Menschen größer war, als ich gedacht hatte. Was denken die anderen über mich? Wann kann ich eine Grenze ziehen und wie soll ich das machen? Das waren Fragen, die sich mir bis dahin nicht gestellt hatten. Ich stand vor der Aufgabe, eine »normale« Identität aufzubauen, zu arbeiten, Geld zu verdienen usw. Die Anforderungen, die an mich gestellt wurden, änderten sich.

Wenn Sie geheilt sind, ändert sich Ihr Leben. Sollten Sie irgendwelche Vorteile aus Ihrer Krankheit gezogen haben, ist jetzt der Zeitpunkt, nach gesunden Strategien zu suchen, zum gleichen Ergebnis zu kommen.

Welchen Ansprüchen von innen und außen sind Sie mit Ihrer Krankheit nicht ausgesetzt? Können Sie Ihrem Ruhebedürfnis besser nachkommen? Kümmern sich andere um Sie oder nimmt man Rücksicht auf Sie? Müssen Sie eine ungeliebte Rolle, einen unbefriedigenden Beruf nicht mehr ausfüllen?

Für all diese Themen gibt es auch andere Lösungen, als krank zu werden. Sie zu finden ist jetzt Ihre Herausforderung. Das kann schwierig sein, aber lassen Sie dennoch nicht zu, dass die Angst davor Sie lähmt. Und wenn doch, dann nur kurz. Versprechen Sie sich selbst, dass Sie es nicht mehr so weit kommen lassen. Sie schaffen das!

Frage 9: Ich muss immer stark sein. Darf ich schwach sein?

Interessanterweise betrifft dieses Thema viel öfter Frauen als Männer. In meinen Seminaren frage ich Frauen immer, wie sie sein müssen, damit sie ihrer Meinung nach eine tolle Frau sind. Da kommen folgende Antworten: »Ich muss den Haushalt führen, einen Beruf haben, der super, aber doch nicht zu zeitaufwendig ist, mit dem Hund spazieren gehen, schlank, fit und schön sein, eine gute Geliebte, Mutter und Gastgeberin sein. Ich muss immer gut gelaunt sein und darf niemandem zur Last fallen, muss meinem Mann Arbeit abnehmen, mich um meine Eltern kümmern, durchhalten, wenn ich mal krank bin« ... die Aufzählung ließe sich noch beliebig verlängern.

Bleibt Ihnen allein beim Lesen die Luft weg? Derart hohe Ansprüche an sich selbst lassen das Unterbewusstsein irgendwann mit dem Gedanken kokettieren, dass der Aufenthalt im Bett oder sogar im Krankenhaus gewisse Reize haben könnte. Natürlich stehen auch Männer unter Druck, aber derartig vielfältige Meisterleistungen verlangen sie sich seltener ab. Das Mantra der Frauen hingegen lautet: »Ich muss stark sein; das schaffe ich auch noch, klar doch, wäre ja auch gelacht.«

Willkommen in der Welt der menschlichen Wesen – Sie müssen nicht perfekt sein. Es funktioniert ohnehin nicht, und wenn Sie es immer wieder versuchen, werden Sie sich auf die eine oder andere Art am Boden wiederfinden. Entweder weil Sie vor lauter Hektik die Unebenheiten nicht gesehen haben, oder weil Sie vor Entkräftung umgefallen sind.

Hier die frohe Botschaft: Sie müssen nicht alles schaffen und schon gar nicht mit links. Sie dürfen um Hilfe bitten, einen Gefallen erwarten und sich mit den Beinen nach oben aufs Sofa legen. Sie dürfen die Unterstützung der anderen einfordern und sich bei Grippe ins Bett legen. Sie dürfen sich ausruhen und schlafen. Und vor allem dürfen Sie auf sich selbst achten, nein sagen oder etwas »einfach so« nicht tun wollen. Das ist keine Schwäche, sondern liebevoller Umgang mit sich selbst. Die Bedürfnisse aller anderen sind *nicht* wichtiger als Ihre eigenen. Außer in bestimmten Fällen, aber das werden Sie dann schon erkennen.

Schließlich und endlich dürfen Sie natürlich auch schwach sein. Wirklich stark sind Sie, wenn Sie sich das erlauben.

Dann hat das »Ausruhen« in Form einer Krankheit auch keinerlei Attraktivität mehr für Sie. Erledigen Sie das lieber auf einer Sonnenliege, auf dem Sofa oder im Bett.

Frage 10: Habe ich Ausreden, damit alles so bleibt,
wie es ist?

Ich kann richtig fühlen, wie Sie die Augen verdrehen – schon wieder so eine dämliche Frage. Sie sind krank oder leiden in irgendeiner Form. Sie möchten nur, dass dieser Zustand endet. Wozu sollten Sie also Ausreden brauchen?

Bitte verstehen Sie mich nicht falsch. Mir ist klar, dass Sie möglicherweise – so wie ich – durch Ihre Hölle gehen. Aber ich habe bei mir selbst Mechanismen entdeckt, die dafür sorgen, dass dieser Zustand unverändert bleibt, obwohl das vielleicht nicht so sein müsste. Ich nenne das meine »Ausreden«. Das bedeutet nicht, dass ich mich nicht immer redlich bemüht habe, die Dinge zu verbessern. Und völlig verzweifelt war, wenn irgendjemand diese Bemühungen nicht gewürdigt oder gar in Frage gestellt hat.

Es geht hier also nicht darum, dass ich Ihnen unterstelle, dass Sie nicht alles versuscht haben. Aber den eigenen »Ausreden« auf die Spur zu kommen, kann enorm hilfreich sein. Meist sind sie ein so gewohnter Teil unserer Weltsicht oder Überzeugung, dass wir gar nicht auf die Idee kommen, hier eine gewaltige Blockade auf dem Heilungsweg zu sehen. Spüren Sie einfach hin, ob eine der folgenden Ausreden für Sie in Frage kommt, ob Sie noch andere entdecken oder ob tatsächlich keine davon zutrifft.

»Ich hatte eine schlimme Kindheit.«
Ich bin sicher, die hatten Sie. Vorsichtig formuliert haben Sie nicht die Wärme und Zuwendung erhalten, die Sie gebraucht hätten. Möglichweise sind Sie sogar schwer misshandelt worden. Das sind ohne Frage schwierige Startbedingungen. Aber bitte ziehen Sie daraus nicht den Schluss, dass Sie deswegen

sozusagen zum Leid verdammt sind. Sie haben heute viele Möglichkeiten, für Ihr Wohlbefinden zu sorgen, die Sie als hilfloses und ausgeliefertes Kind nicht hatten. Sie leiden zwar noch unter den Wunden der Vergangenheit, aber Sie können sie heilen.

Sie wählen nun die Menschen aus, mit denen Sie sich umgeben, nehmen eventuell eine Behandlung bei einer liebevollen (!) Therapeutenpersönlichkeit in Anspruch, finden heraus, was Sie brauchen, um den Schmerz der Vergangenheit zu bewältigen. Lassen Sie nicht zu, dass die Verletzungen der Kindheit Ihnen Kraft und Lebensfreude nehmen.

Auch wenn diese Verletzungen unermesslich groß waren – *Sie können sie heilen.*

»Ich bin hochsensibel. Deswegen ist das Leben viel schwerer für mich.«

Ja, wahrscheinlich. Ich bin schon als Hochsensible geboren worden und weiß, wovon ich rede. Mein Nervensystem ist so empfindlich, dass ich mich frage, wie ich das Leben in dieser rauhen Welt überhaupt bis jetzt geschafft habe. Meine Nerven schlagen schon Alarm, wenn andere noch nicht einmal mit der Wimper zucken.

Hochsensible verarbeiten innere und äußere Reize anders, sind oft nicht so belastbar und leiden häufig unter diversen Beschwerden, die »nervös« bedingt sind. Schnell ist auch etwas zu laut, zu intensiv, zu viel, zu heiß, zu stickig oder zu kalt. Häufig erklären wir auch, dass die Atmosphäre einfach nicht auszuhalten ist, Schwingungen nicht passen oder uns »krank« machen. Wir brauchen Rückzugsmöglichkeiten und Ruhephasen, die anderen nur ein Kopfschütteln abnötigen. Manche von uns vertragen auch Medikamente, Nahrungsmittel und bestimmte Klimaverhältnisse schlecht. Aufgrund all dessen neigen Hochsensible eher als andere Menschen dazu, Ängste zu entwickeln.

Trotzdem: Sehen Sie all das nicht als Hindernis zwischen Ihnen und dem Leben und als Rechtfertigung zur Flucht. Sie haben sich mit dieser Wahl eine starke Herausforderung geschaffen, mit sich selbst noch liebevoller umzugehen. Die Frage: »Wer bin ich wirklich und wie will ich leben?« gewinnt bei Ihnen noch einmal eine andere Dimension. Für Sie und mich ist es noch mehr als für alle anderen ein »Must«, herauszufinden, was uns guttut und was nicht, mit welchem Rhythmus wir uns wohl fühlen, welche Nahrung uns bekommt, wann wir eine Pause brauchen, wie wir mit Medikamenten umgehen.

Heilung bedeutet, einen Weg zu finden, *mit* Ihrer Sensibilität so zu leben, dass die positiven Aspekte im Vordergrund stehen. Wir bekommen oft mehr mit, als uns lieb ist, aber das kann auch ein Vorteil sein. Wir können besser auf andere eingehen, weil wir ihre wahre Stimmungslage spüren, können Orte meiden, die nicht förderlich sind, oder haben ein feines Sensorium für mögliche Gefahren.

Versuchen Sie auch, sich ein wenig abzuhärten – durch körperliche Betätigung, aber auch durch die Änderung des Glaubenssatzes »Ich bin zu sensibel für dieses Leben«. Ihre freie Zeit sollten Sie eher mit handfesten Dingen verbringen als mit ätherischen Beschäftigungen. Pflanzen Sie Kräuter, malen Sie einen Schrank in Ihrer Lieblingsfarbe an oder besuchen Sie einen African-Dance-Kurs. Das erdet. Und auf die Erde gehören Sie in diesem Leben nun einmal, auch wenn Sie wie ich überzeugt sind, dass Ihr Heimatplanet die Venus ist. Dort soll es nämlich angeblich eine Astralwelt geben, in der alle immer nur lieb zueinander sind.

Natürlich gibt es eine Vielzahl weiterer solcher Ausreden, und Sie kennen Ihre eigenen sicher am besten. Denken Sie doch einmal darüber nach.

Frage 11: Glaube ich wirklich, dass auch ich Heilung erfahren kann?

Ehrlich – glauben Sie das? Ich glaubte immer daran, dass selbst »unheilbare« Krankheiten heilbar sind. Ich sah, dass es geschah. Ich sprach mit vielen Menschen, die genau das erlebt hatten. Ich hielt bloß nicht für möglich, dass *ich* geheilt werden könnte. In mir gab es eine Überzeugung, die in etwa so aussah: »Ich kann nicht einfach schnell irgendwo geheilt werden. Das wäre ja wohl zu einfach. Heilung ist etwas, das schwer geht, das ich mir erarbeiten muss. Außerdem darf *mir* keiner dabei helfen – ich muss es alleine schaffen. Ich kann ja zu Heilern und Ärzten gehen, aber ich weiß jetzt schon, dass das nicht klappen wird. Jeder darf auf diese Art Hilfe erhalten – ich nicht.« Tja, was soll ich sagen. Ganz genauso war es auch und ist es immer noch. Aber ich arbeite daran …

Sollten Sie solche Überzeugungen auch bei sich entdecken, schwächen Sie sie mit folgendem Satz: »Heilung geschah, passiert gerade jetzt wieder und wird immer wieder passieren. Und wenn sie anderen geschieht, dann auch mir!« Rufen Sie sich in Erinnerung: Positive Gedanken haben eine große Wirkung, aber nur, wenn sie mit den unbewussten Programmierungen übereinstimmen. Das ist auch die Erklärung dafür, dass das bloße Herunterleiern von Affirmationen – positiven Grundaussagen – nichts bringt, wenn im Unterbewusstsein das gemeine Muster »Es muss gelitten werden« die

Herrschaft ausübt. Ich spreche mir daher beim Meditieren vor: »Meine Seele, mein Bewusstsein und mein Unterbewusstsein erschaffen in absoluter Klarheit, Deutlichkeit und Übereinstimmung die vollkommene Gesundheit von Körper und Geist, anhaltendes Wohlbefinden und ein in jeder Hinsicht wunderbares Leben.«

Und dazu gehört, dass Sie Heilung erfahren dürfen. Sogar schnell und sofort. Alles klar?

Frage 12: Habe ich Angst vor meiner Macht?

Lesen Sie sich den Text von Nelson Mandela am Anfang noch einmal durch. Wie finden Sie ihn? Sagt eine Stimme in Ihnen »Oh mein Gott – genau so ist es«? Auf Ihrem Heilungsweg wird es irgendwann eine Kreuzung geben, an der auf dem einen Wegweiser »Macht« steht und auf dem anderen »Ohnmacht«. Machen Sie sich deswegen keinen Stress, denn letztlich können Sie gar nicht in die Irre gehen. Sie *sind* mächtig; es kann nur sein, dass Sie das eine Zeitlang vergessen haben.

Es ist ein schönes Gefühl, zu spüren, dass man Macht hat. Für viele Menschen ist es nur deswegen so negativ besetzt, weil der Begriff oft automatisch mit Machtmissbrauch gleichgesetzt wird. Natürlich gibt es Menschen, die Macht haben und sie missbrauchen. Und die meisten von uns haben das schon am eigenen Leib erlebt. Das kann in der Kindheit geschehen sein, später im Beruf oder in Freundschaften und Partnerschaften.

Macht haben heißt: »Ich kann etwas tun.« Und Sie können wirklich *immer* etwas tun. Entweder ändern Sie die Verhältnisse oder, wenn das nicht möglich ist, Ihre Einstellung.

Macht haben bedeutet auch, sich für Akzeptieren, Abwarten, Geduld oder Loslassen zu *entscheiden*. Sie können Ihre Macht immer nutzen und tun das auch. Aber nun geht es darum, dieses Werkzeug so einzusetzen, dass angenehmere Ergebnisse sichtbar werden als bisher.

Machen Sie sich mit dem Gedanken vertraut, dass Sie auch Krankheit erzeugt haben. Und vergessen Sie nicht: Es macht keinen Sinn, dass Sie sich dafür schuldig fühlen, denn offenbar wollten Sie sich damit etwas »zeigen« und haben das aus gutem Grund getan – auch wenn Sie das bewusst nicht nachvollziehen können.

Es ist ein großer Schritt, die eigene Macht und damit auch die Verantwortung anzuerkennen. Wenn es Ihnen gerade sehr schlecht geht und Sie fast nur mit Überleben beschäftigt sind, kann dieser Gedanke noch mehr Angst auslösen. Dann lassen Sie die Sache noch ein wenig auf sich beruhen und holen Sie sich so viel Unterstützung und Hilfe, wie Sie in dieser Phase brauchen. Lehnen Sie sich ruhig noch eine Weile an, aber verlieren Sie den Weg nicht ganz aus den Augen. Und der führt nun einmal in Richtung »Macht«.

Fürchten Sie sich nicht vor Ihrer Macht. Sie ist Ihre wahre Natur, und eines Tages wird Ihnen das wieder einfallen.

Frage 13: Will ich lieber sterben als mich verändern?

Antworten Sie nicht sofort mit nein. Der berühmte amerikanische Krebsspezialist Dr. Carl Simonton hat herausgefunden, dass manche Patienten mehr Angst vor einer anstehenden Lebensveränderung haben als vor dem Tod. Angst davor, einen Partner zu verlassen, sich von den Eltern gefühlsmäßig zu distanzieren, wichtige Grenzen zu ziehen, eine allgemein anerkannte Karriere aufzugeben und Maler zu werden, generell Angst davor, das Leben zu gestalten. Sie fühlen sich damit derart überfordert, dass sie sich nach dem Frieden des Todes sehnen. Sie wollen nicht mehr entscheiden, leiden oder kämpfen müssen. Und viel mehr hat das Leben in ihren Augen nicht zu bieten. Sind Ihnen solche Gedanken vertraut? Dann bringen Sie ihnen zunächst Verständnis entgegen.

Irgendwelche Muster haben dazu geführt, dass Sie sich wehrlos ausgeliefert fühlen. Aber Sie haben »gewählt«, hier zu sein. Und das haben Sie nicht getan, um jetzt durch eine Krankheit Selbstmord auf Raten zu begehen.

Suchen Sie sich einfühlsame therapeutische Unterstützung und versprechen Sie sich selbst, dass Sie herausfinden werden, was am Leben auf diesem Planeten auch attraktiv sein könnte. Sie sind nicht nur gekommen, um zu sterben – es sei denn, das ist tatsächlich, was Sie wollen. Aber denken Sie noch einmal gut darüber nach. Und: Sterben Sie nicht, bevor Sie tot sind. Es wäre doch schade um die Zeit.

Wie wünsche ich richtig?

Entspannen Sie sich! Das ist die halbe Miete – glauben Sie mir. Wenn Sie ruhig sind, ist alles anders, und zwar viel besser. Ich habe für mich folgende Affirmation gefunden: »Ich entspanne mich ins Leben hinein. Mein Herz ist im Frieden, unabhängig von den äußeren Turbulenzen des Lebens.« Dabei lege ich eine Hand auf den Solarplexus und die andere ein Stück unterhalb des Halses.

- Formulieren Sie, was Sie sich wünschen. Achten Sie darauf, dass Sie einen positiven Satz finden, der schon kraftvoll ausdrückt, wohin Sie wollen. Zum Beispiel: »Ich bin vollkommen gesund und fühle mich anhaltend wohl.«

- Überprüfen Sie, ob es Überzeugungen gibt, die auf irgendeine Weise diesem Wunsch entgegenstehen. »Meine Krankheit ist unheilbar«. Wirklich? »Statistisch sterben über 90 Prozent der Menschen daran.« Jeder Mensch ist einzigartig. »Es muss gelitten werden«, »Ich verdiene es nicht, glücklich zu sein«, »Es darf mir nicht bessergehen als meinen Eltern«, »Ich bin wertlos«. Ehrlich? »Ich habe einen Vorteil aus meinem Leid.« Dann sehen Sie zu, dass Sie diese Vorteile auch als Gesunder bekommen.
Wenn Sie fündig geworden sind, setzen Sie sich mit diesen Mustern auseinander – wenn nötig, mit professioneller Hilfe. Das ist keine Schande, sondern ein Akt der Selbstliebe.

- *Fühlen* Sie jetzt, wie es ist, wenn Sie sich vollkommen gesund und rundum wohl fühlen. Spüren Sie diese Leichtigkeit, die Unbeschwertheit, die übersprudelnde Lebensfreude? Alle Untersuchungen zum Thema »Wie ziehe ich eine andere Möglichkeit in meine Wirklichkeit?« zeigen, dass neben den Gedanken die Gefühle extrem wichtig sind. Gregg Braden sagt dazu: »Gefühle haben Einfluss auf den Stoff, aus dem die Wirklichkeit besteht. Lange Zeit wurde die Rolle der Gedanken überbewertet, und die der Gefühle kam zu kurz. Gefühle sind die Kraftquelle, die Gedanken das Steuerungssystem dieser Kraft. Ein Gedanke ohne die Kraft von Gefühlen ist einfach nur ein Gedanke.«
Es sind niemals die Gedanken allein, die Materie verändern. Wir kommunizieren mit der Quantenwelt, in der alle Möglichkeiten nebeneinanderliegen, durch Überzeugun-

gen, verbunden mit Gefühlen. Affirmationen wirken nur, wenn die Kraft der Liebe (oder im negativen Falle der Angst) sie antreiben und wir uns fühlen, als wären sie bereits Wirklichkeit. Ein Wunsch ist einfach die Hoffnung, dass sich ein Gedanke verwirklicht. Erst das damit verbundene starke Gefühl lässt Wünsche wahr werden. Das ist der Grund, warum die innere Haltung von »Alles, was ich will, ist bereits erfüllt« so wichtig ist.

Also denken Sie Gesundheit und fühlen Sie Gesundheit. Mehr geht nicht.

- Dann lassen Sie los und vertrauen Sie darauf, dass die Dinge sich für Sie zum Besten fügen.

»Es funktioniert einfach nicht!« Wie Sie mit Misserfolgen beim »Erschaffen« umgehen können

Möglicherweise haben auch Sie schon vieles probiert und es hat sich bis jetzt kein befriedigendes Ergebnis gezeigt. Als ich begann, mich mit den Möglichkeiten der Quantenheilung zu beschäftigen, fühlte ich mich zunächst einmal leicht und fröhlich. Ich spürte einfach, dass die Dinge genau so waren, wie die Wissenschaftler sie beschreiben: Der Geist steuert *alles*, wir können *wählen*, was wir erleben und Wunder *geschehen*. Und wenn all das so ist, dann kann *ich* es auch. Das war dann der Moment, in dem sowohl Leichtigkeit als auch Fröhlichkeit schlagartig nachließen.

Ich glaubte, dass die Wissenschaftler recht haben. Ich hatte mit vielen Menschen persönlich gesprochen, die unglaubliche Wunder an Körper und Seele erlebt hatten. Aber wie konnte ich das Wissen und die Erfahrungen nun für meinen eigenen Heilungsprozess nutzen? Wie sollte ich es anstellen, meinen Geist so zu steuern, dass er Gesundheit und absolutes Wohlbefinden »wählt«? Gab es da Regeln, Tipps, Ausbildungen, Lehrgänge, Universitätsstudien? Hatte der eine das dafür nötige Know-how und der andere eben nicht? Waren zwar einige offenbar berufen, aber nur wenige auserwählt? Ich wusste es nicht. Mir war nur eines glasklar: Bei mir funktionierte es nicht. Da stand ich nun also mit all der Quantenphysik, den Wundern und der Wählerei.

Wir sind bereit zu akzeptieren, dass unser Leben so läuft, und fühlen uns trotzdem außerstande, im erwünschten Sinne Einfluss darauf zu nehmen. Dabei gibt es Situationen, in denen es wie zum Hohn tatsächlich klappt. Bei mir ist das die Parkplatzschiene. Ich bestelle einen Parkplatz, ich erwarte einen Parkplatz und – Überraschung – ich bekomme ihn auch. Wieso funktioniert es da und bei wirklich wichtigen Dingen nicht? Ich habe einmal eine Erklärung von einem spirituellen Lehrer gehört, die mich nicht befriedigt hat. Er meinte, dass gerade mein unbedingtes Wollen dem Universum Verbissenheit signalisiert und dass ich das Gewünschte dann gerade nicht bekomme. Ist das Universum tatsächlich so pingelig? Ich verstehe nicht, warum ich so tun muss, als würde mir etwas Bestimmtes ohnehin nicht abgehen, damit es sich verwirklicht. Was soll dieses Theater? Ich kann mir einfach nicht vorstellen, dass das gute alte Universum auf solche Spielchen steht. Sind Ihnen solche Gedanken auch schon durch den Kopf gegangen? Dann sind Sie je nach Temperament und Persönlichkeit vielleicht verwirrt, ärgerlich, traurig oder entmutigt.

Wenn sich bei mir wichtige Wünsche nicht erfüllen, schaue ich zunächst im Unterbewusstsein nach, ob eine der oben besprochenen hinderlichen Überzeugungen noch immer aktiv ist. Wenn ich das ausschließen kann, lehne ich mich zurück und gehe davon aus, dass die Seele ihre eigenen Ideen zu meinem Wunsch hat. Ich will nicht behaupten, dass mir das immer ohne Aufbegehren und Hadern gelingt. Aber immer öfter. Was bringt es, sich auf einen Kampf mit der Seele einzulassen?

Zur Erinnerung: Sie ist ich. Das heißt, sie ist das, was ich in Wahrheit bin, nur in der vollkommen überarbeiteten, perfekten Fassung. Also soll sie nur machen und zeigen, was sie kann.

Wenn ein Wunsch sich erfüllt, weiß ich, dass Seele, Bewusstsein und Unterbewusstsein am gleichen Strang gezogen haben. Das gefällt mir natürlich sehr.

»Aufblühen« trotz Krankheit

Wenn Sie krank sind, ist in der Regel Ihr ganzes Leben davon belastet. Körperliche oder psychische Einschränkungen – meist bedingt eines das andere – führen dazu, dass Sie das Licht nicht mehr sehen können. Nicht das Licht um Sie herum, nicht das der anderen und schon gar nicht Ihr eigenes. Ich kann das aus ganzem Herzen verstehen. Krankheit ist sehr egoistisch und zieht alle Aufmerksamkeit auf sich. Sie will jeden Gedanken, jedes Gefühl, einfach alles.

Vielleicht finden Sie es ja genauso aufbauend wie ich, vom sogenannten »Beethovenfaktor« zu hören. Die Bezeichnung stammt von Dawson Church, der in seinem Buch »Die neue Medizin des Bewusstseins« zeigt, wie viel Großartiges geschaffen wurde *trotz* des Chaos im persönlichen Leben der jeweiligen Personen.

- Beethoven litt ab seinem 20. Lebensjahr an einer schweren Bleivergiftung, die möglicherweise in Zusammenhang mit seiner fortschreitenden Schwerhörigkeit stand. Aber selbst als seine Schwerhörigkeit, verbunden mit den quälenden Ohrgeräuschen, immer schlimmer wurde, komponierte er noch die von Lebensfreude und Heiterkeit erfüllte 2. Sinfonie in D-Dur.
- Helen Keller wurde in ihrem zweiten Lebensjahr durch eine Hirnhautentzündung blind und taub. Obwohl sie nie wieder sehen und hören konnte, veröffentlichte sie mehrere Bücher.
- Bei Lance Armstrong wurde 1996 Hodenkrebs in fortgeschrittenem Stadium diagnostiziert. Es hatten sich bereits Metastasen im Bauchraum und in der Lunge sowie zwei Tumore im Gehirn gebildet. Er gab nicht auf und wurde wieder gesund. 1999 gewann er erstmals die Tour de France und dann immer wieder bis 2006.
- Pierre Auguste Renoir erkrankte an rheumatoider Arthritis, die seine Finger deformierte. Trotz seiner Krankheit malte er unaufhörlich. Auch als er an den Rollstuhl gefesselt war, ließ er sich täglich den Pinsel an die Hand binden, da er ihn nicht mehr halten konnte. In jener Zeit schuf er das berühmte Bild »Die Wäscherin«.
- Nelson Mandela verbrachte 27 Jahre als politischer Gefangener in Haft. Er wurde der erste schwarze Präsident von Südafrika und erhielt den Friedensnobelpreis.

Konzentrieren Sie sich darauf, was in *diesem* Augenblick für Sie möglich ist. Denn so sind Sie im Hier und Jetzt – der einzigen »Zeit«, die es gibt. Und dann kann Heilung geschehen, selbst wenn Sie körperlich nicht gesund werden.

Es geht immer darum, Ihr Licht leuchten zu lassen. Finden Sie heraus, wie Sie das in Ihrem Leben trotz alle Widrigkeiten tun können. Wie Claudia ...

Wärme dich am Licht der anderen und entdecke dein eigenes Licht: Claudias Geschichte

Kennen Sie Menschen, die so leben, dass sie uns anderen Kraft und Mut geben? Dann tun Sie sich etwas Gutes und lernen Sie von ihnen.

Meine Freundin Claudia schrieb und illustrierte für mich die folgende Geschichte, als es mir monatelang so schlechtging, dass ich das Haus nicht verlassen konnte:

Der kleine Schmetterling

Der Frühling war gekommen und die Raupen machten sich auf den Weg zu den Bäumen. Sie suchten einen sicheren Platz, um sich zu verpuppen, und jede baute ihren eigenen Kokon. Es wurde immer wärmer und die Blumen begannen zu blühen. Nun war es an der Zeit, den Kokon zu verlassen. Einer nach dem anderen öffnete sich, und heraus schlüpften wunderschöne, bunte Schmetterlinge! Da gab es ein fröhliches Flattern und Lachen. Die anderen Tiere begrüßten die wunderbaren Geschöpfe, und gemeinsam feierte man ein Fest.

Nur eine kleine Raupe versteckte sich in ihrer Verpuppung. Sie hatte einfach zu viel Angst. Was würde in der Welt da draußen mit ihr geschehen? Die Tiere in der Umgebung wunderten sich. Die Ameise war die Erste, die zu ihr krabbelte und leise anklopfte: »Hallo, liebe Raupe, warum kommst du nicht aus deinem Kokon? Komm doch heraus zu uns!« »Nein, nein«, sagte die kleine Raupe, »ich will nicht! Hier drinnen ist es viel schöner!« In Wirklichkeit hatte sie nur große Furcht. Sie dachte: »Meinen Kokon kenne ich, aber was wird mich da draußen erwarten? Ich bleibe zur Sicherheit lieber hier.«

Es vergingen einige Tage. Aber der Kokon öffnete sich nicht. Die Tiere machten sich langsam Sorgen. Dieses Mal war es die Spinne, die zu der kleinen Raupe herunterkrabbelte. »Hallo, liebe Raupe, komm, spiel mit uns. Wir werden viel Spaß haben!«

»Nein, nein«, sagte die kleine Raupe, »ich habe keine Zeit. Ich hab viel zu viel zu tun!« Aber was hatte sie denn zu tun? Langsam fühlte sie sich sehr einsam in ihrem schon viel zu engen Kokon. Sie überlegte hin und her: »Wenn ich hinausgehe, um mit den anderen zu spielen, werden sie mich auch gernhaben? Wahrscheinlich nicht, und das tut mir dann nur weh. Da bleib ich lieber hier.«

Die Sonne war schon sehr warm und die Blumen standen in voller Pracht. Aber von der kleinen Raupe war noch immer nichts zu sehen. Der Marienkäfer hatte Mitleid und krabbelte zu ihr. »Hallo, liebe Raupe, komm, lass dich blicken. Wir sind schon so gespannt, wie du aussiehst. Du bist sicher ein wunderschöner Schmetterling!« »Nein, nein«, sagte die kleine

Raupe, »heute passt es nicht, vielleicht morgen!« Doch in Wirklichkeit hatte sie immer noch große Angst und dachte: »Was ist, wenn ich nicht so schön bin, wie alle erwarten? Bevor ich sie enttäusche, bleibe ich lieber hier.«

Die Tage vergingen und es wurde immer enger im Kokon. Es zwickte und zwackte. Auch der Hunger nagte an der kleinen Raupe. Tränen rannen ihr über die Wangen. Sie fühlte sich einsam und verlassen. Was sollte nur aus ihr werden? Sie hatte keine Ahnung, was sie tun sollte, und weinte sich völlig verzweifelt in den Schlaf. Als letztes von den Tieren versuchte es die Biene. Sie flog vor dem Kokon hin und her und summte: »Hallo, liebe Raupe! Komm, breite deine Flügel aus und fliege mit mir um die Wette!« »Nein, nein«, sagte die kleine Raupe, »ich hab doch keine Flügel. Ich kann mit dir nicht um die Wette fliegen. Ich bin doch nur eine dicke kleine Raupe! Ich werde abstürzen und dann ist es aus mit mir! Da bleib ich lieber hier!«

Die kleine Raupe sah vor lauter Angst gar nicht, dass sie bereits wunderschöne Flügel hatte. Sie war nämlich längst keine Raupe mehr, sondern – von ihr selbst gänzlich unbemerkt – ein schöner Schmetterling geworden. Die Sonne schien immer stärker und der Kokon war schon ganz brüchig. Ängstlich versuchte der kleine Schmetterling, sich in den hintersten Winkel zu verkriechen. Aber sein bisheriges Zuhause war schon so eng, dass er gar keinen Platz mehr hatte. Da geriet er in Panik und schrie: »Mein Gott, was geschieht mit mir?! Ich fürchte mich so schrecklich!« Die Sonne streckte ihre heißen Fühler aus und öffnete eins-zwei-drei den Kokon. Es machte einen lauten Knacks, und der kleine Schmetterling purzelte aus seinem viel zu engen Haus.

»Hilfe!«, schrie der kleine Schmetterling erneut und dachte: »Jetzt ist wirklich alles aus.« Er schloss die Augen und bemerkte in seiner Angst gar nicht, dass sich seine wunderbaren Flügel ganz von alleine öffneten. Sanft trug ihn der Wind nach oben. Die anderen Tiere kamen herbeigeeilt und konnten es vor Freude kaum fassen! Sie riefen: »Er fliegt! Er fliegt!«

Da erst merkte der kleine Schmetterling, dass er tatsächlich flog. Und es machte sogar Spaß! Zunächst zaghaft, doch dann immer mutiger, begann er größere Kreise zu ziehen. Er bemerkte die bunten Blumen und roch den wunderbaren Duft der Rosen. Wie schön es doch war, zu fliegen! Wovor hatte er bloß solche Angst gehabt? Er spürte auch die Freude der anderen Tiere und das Glück, nicht alleine zu sein. Die Sonne lächelte und zauberte helle Punkte auf seine Flügel. Innig flüsterte sie dem kleinen Schmetterling zu: »Damit du nie vergisst, dass du fliegen kannst – dass du ein Schmetterling bist ...«

Claudia ist keine professionelle Autorin, sondern studierte Architektin. Allerdings träumt sie davon, Kinderbücher zu verfassen. Sie interessiert sich sehr für die Lehre des Feng-Shui und berät Menschen bei ihrer Wohnungsplanung. Außerdem bemalt sie Porzellangeschirr und verkauft es auf Weihnachtsmärkten. Sie ist 40 Jahre alt, wunderhübsch und nahezu immer fröhlich.

Claudia hat seit zwölf Jahren Krebs. Während der letzten beiden Jahre bekam sie alle drei Wochen eine der stärksten Chemotherapien, die es gibt. In dieser Zeit verlor sie sechs Mal ihre schönen Haare. Perücken verträgt sie nicht, und so häkelte sie sich viele Käppchen, die dann zum jeweiligen Outfit passen. Die Nacht vor einer chemotherapeutischen Infusion verbringt sie, wenn möglich, mit ein wenig Tangotanzen. Die Tage danach muss sie liegen. Und gerade wenn sie sich ein wenig erholt hat, sind die drei Wochen um und sie erhält die nächste Infusion. Claudia hat einen wundervollen Humor und ich habe mit ihr schon Tränen gelacht. Trotz ihrer eigenen schweren Geschichte hat sie nie den Respekt vor dem Leid anderer verloren. Sie ist einfach super!

Können Sie verstehen, dass diese Frau nicht nur in mein Leben Licht bringt, sondern auch in das vieler anderer Menschen? Achten Sie einmal darauf, ob sich solche Lichtbringer auch in Ihrem Leben finden: Menschen, die jeden Grund hätten zu jammern und trotz allem in sich ruhen; Leute, die viel bewältigen müssen und das mit einem (echten!) Lächeln erledigen. Und schließlich diejenigen, die das Licht in uns sehen, wenn wir selbst gerade nicht dazu in der Lage sind. Es gibt auch Frauen und Männer, die zur rechten Zeit genau den Satz sagen, der uns aus langer Nacht einen neuen Weg weist. Oder die uns einfach in den Arm nehmen.

Freuen Sie sich über solche Menschen in Ihrem Leben. Ich tue das! Lassen Sie sich von ihnen inspirieren, Ihr Bestes zu geben, damit auch Ihr Licht leuchten kann. Sie haben es geschafft, wenn sich Ihr schmerzhaft verschlossenes Herz wieder öffnet. Dann können Liebe, Güte und Wärme ungehindert fließen – für Sie selbst und andere. Denken Sie an Claudia ...

Kann ich mich selbst heilen?

Brauchen wir wirklich einen Wunderheiler, Heilige oder die Gottesmutter Maria, um uns zu heilen? Oder kann das im Endeffekt jeder selbst? Umgekehrt gefragt: Sind alle Heilungen – unter welchem »Aspekt« sie auch stattfinden – eigentlich Selbstheilungen?

Gott hat uns nach seinem Ebenbild gestaltet, ausgestattet mit der Macht des Erschaffens. Dafür steht uns unbegrenztes Potenzial zur Verfügung.

Der deutsche Arzt Klaus-Dieter Platsch schreibt in seinem Buch »Das heilende Feld«: »Es gibt ein quantenphysikalisches Meer, das alle Information des Universums enthält. Jeder von uns kann sich mit diesem Feld verbinden und so alles erfahren, was nötig ist, damit Krankheitsprozesse sich in Heilungsprozesse umkehren.«

Der menschliche Organismus hat die Fähigkeit, sich selbst zu heilen. So tauschen sich innerhalb eines Jahres sämtliche (!) Zellen des Körpers neu aus und werden nach einem inneren Bauplan wieder ersetzt. Die Gene entstehen gar innerhalb von sechs Wochen neu. Was liegt also näher, als diese »neuen Bausteine« unseres Körpers sofort mit Heilung fördernden Mustern zu programmieren? Zum Beispiel: »Jede meiner Zellen ist vollkommen gesund, von Licht durchflutet, energiegeladen und tut genau das, wofür sie erschaffen wurde. Die Kommunikation zwischen meinen Zellen funktioniert perfekt.« Noch einmal Klaus-Dieter Platsch: »Je mehr Sie also Ihrer eigenen Körperintelligenz vertrauen und je weniger die Selbstheilungskräfte durch ungeeignete Therapien oder zerstörerische Überzeugungen (›Ich bin krank und werde immer krank sein‹, ›Ich habe keine Chance‹) gestört werden, desto deutlicher können Sie erfahren, wie Heilung aus einer inneren Quelle fließt.«

Selbstheilung bedeutet nicht, dass Sie alleine zu Hause sitzen und darauf warten, dass Sie wieder gesund werden, sondern, dass Sie die Verantwortung für Ihren Heilungsprozess nicht ausschließlich an jemand anderen delegieren. Heilung hat *immer* etwas mit Ihnen zu tun. Aber selbstverständlich können Sie Hilfsangebote – in welcher Form auch immer – nutzen.

Wenn Sie sich auf Ihre eigene Macht zur Heilung besinnen, kann es passieren, dass Sie »plötzlich« auf bestimmte Menschen oder Methoden stoßen, dass Ihnen Bücher zufallen, die den Durchbruch bringen, CDs eine innere Wandlung herbeiführen oder ein Seminar die Heilung einleitet.

Auch wenn der Gedanke »Ich habe die Macht, mich selbst zu heilen« eine große Faszination besitzt: Bitte setzen Sie nun nicht Ihre Medikamente ab oder brechen Sie eine Therapie ab.

Was können Sie tun, wenn Sie sich selbst heilen möchten?

- Machen Sie sich klar, dass Sie ein spirituelles Wesen sind, das kraft seiner Gedanken und Gefühle Wirklichkeit erzeugt. Clemens Kuby: »Wer die Zuständigkeit für seine Gesundheit ausschließlich an andere abgibt, blendet etwas von seiner eigenen Göttlichkeit aus.«

- Überprüfen Sie Ihre Überzeugungen: Machen diese Sie stärker, mutiger und gesünder oder schwächer, ängstlicher und kränker? Ersetzen Sie Heilung hemmende Muster durch solche, die die Gesundheit fördern. Entlasten Sie Ihre Seele und damit auch Ihren Körper, indem Sie sich die oben beschriebenen Heilungsfragen stellen.

- Achten Sie auf Hinweise darauf, was Ihnen helfen könnte. Solche Hinweise kommen oft über Artikel, die Sie »zufällig« lesen, Fernsehsendungen, Radioberichte, durch ein Gespräch mit einem Fremden oder einfach durch Ihre Intuition. Vielleicht möchten Sie ja nach Lourdes oder in den Gargano fahren, oder einfach an einen bestimmten Ort, von dem Sie fühlen, dass er Ihnen Kraft gibt. Oder Sie finden ein Gebet in einem alten Buch, das genau die richtigen Worte enthält. Möglicherweise schenkt Ihnen jemand auch einen Heilstein oder einen anderen Talisman.

- Finden Sie einen Arzt, der Ihren Weg mit Ihnen geht. Und nehmen Sie jede medizinische Unterstützung an, die Ihnen sinnvoll erscheint.
- Tun Sie alles, was Ihnen möglich ist, um Ihre Psyche und den Körper zu unterstützen. Und dann lassen Sie los. Fixieren Sie sich nicht auf ein ganz bestimmtes Ergebnis. Wenn Sie es als hilfreich empfinden, können Sie sich einen »Termin« setzen, wie die Selbstheilungsmethode von Clemens Kuby das empfiehlt. Spüren Sie einfach, was Ihnen guttut. Manchen Menschen gibt ein gewisser Rahmen Sicherheit, anderen macht er Druck.
- Behandeln Sie sich liebevoll und mit Fürsorge – immer, aber auch und gerade jetzt!

Ich habe mich immer gefragt, warum so viele Menschen Heilung erfahren und ich nicht. Warum sie und ich nicht? War ich wertlos, unwürdig oder einfach zu dumm? Kapierte ich nicht, was gedacht, getan oder gefühlt werden musste, um heil zu werden?

Ich war felsenfest davon überzeugt, auf jeden Fall Hilfe zu brauchen – einen Menschen, Heilige, Buddha, eine Methode. Hie und da blitzte kurz die Idee auf, dass ich mich unter Umständen mit Gottes Zuspruch und Unterstützung auch selbst heilen könnte. Aber nachdem ich nur »Misserfolge« erlitt, gab ich das Vorhaben rasch wieder auf. Im Grunde meines Herzens war ich fest davon überzeugt, dass jeder sich selbst heilen kann. Das machte mein Minderwertigkeitsgefühl aber noch unerträglicher. Ich glaubte daran; ich tat, was ich konnte, und scheiterte trotzdem. Da hatten es ja diejenigen noch leichter, die gar nicht erst für möglich hielten, dass sie selbst der Ursprung ihrer Heilung sein könnten.

Dann ließ ich diesen enormen Druck los. Ich schickte noch

einmal eine klare Botschaft in die Quantenwelt und versuchte dann, trotz meiner Beeinträchtigungen das Beste aus allem zu machen.

Ich kenne viele Menschen, die zwar tief beeindruckt von unerklärlichen Heilungen sind, sich aber dennoch elend fühlen, weil ihnen selbst das nicht »gelingt«. Sollten auch Sie so fühlen – hören Sie damit auf. Sich abzuwerten bringt gar nichts und verursacht noch mehr Unbehagen.

Es gibt natürlich auch den genau gegenteiligen Fall. Manche Menschen erkennen am Beispiel von Wundern, was alles möglich ist, und lassen sich davon inspirieren. Sie werden nicht traurig oder entmutigt, sondern sind voll Begeisterung, im Sinne des Jesuswortes »Wer an mich glaubt, wird diese Werke auch tun, die ich tue, und er wird noch größere tun als diese.« (Joh. 14,12)

Finden Sie Ihr »Zauberwort«

Kommt Ihnen die folgende Situation bekannt vor? Sie haben schlecht geschlafen; Ihr Kind zeigt – vorsichtig formuliert – irritierende Verhaltensweisen; die Zahnpastatube ist leer und Ihr Partner hat nicht für Nachschub gesorgt. Ähnliches gilt für das Klopapier. Der Chef nervt, die Kollegen sind mühsam, und die Wurstverkäuferin ist unfreundlich. Der Nachbar geht grußlos vorüber und verhält sich auch sonst lästig. Der Hund schlüpft voller Lebensfreude mitten auf der Straße aus dem Halsband. Sie haben Angst, dass ihm etwas zustoßen könnte, sind aber auch in Eile. Und jetzt stehen Sie da und haben nur die Leine in der Hand. Immer wenn Sie glauben, den Hund fast zu haben, entwischt er wieder. Er findet das äußerst komisch, Sie selbst weniger. Ihr Magen knotet sich zusammen und Sie spüren den Anflug einer Migräne. Schließlich steckt der Hals des Hundes wieder dort, wo er hingehört. Sie wollen aufatmen, aber dann stellen Sie fest, dass der Briefträger just heute lauter Rechnungen gebracht hat. So geht es weiter bis zum Abend, als Ihnen die Tasse Beruhigungstee, die Sie sich aufgebrüht haben, aus der Hand rutscht und hässliche Flecken auf dem hellen Sofa hinterlässt.

Jeder von uns kennt solche Tage. Je nach Charakter und Temperamentslage ärgern wir uns grün und blau, sind gekränkt oder völlig entmutigt. Doch seien wir ehrlich: Tage wie der oben geschilderte sind zweifellos unangenehm, aber letztlich keine Tragödie. Natürlich haben Sie grundsätzlich jedes Recht, sich zu ärgern, gekränkt zu sein oder ein »Immer muss mir sowas passieren«-Gefühl zu kultivieren. Verpflichtet sind Sie dazu aber nicht.

Es gibt kein Patentrezept für Glück. Aber ich habe herausgefunden, dass es unglaublich nützlich für meinen Magen, die Verspannungen in Nacken und Rücken sowie das allgemeine Wohlbefinden ist, wenn ich einen neuen Umgang mit den sogenannten Ärgernissen des Alltags entwickle. Dazu habe ich eine wunderbare Methode gefunden ...

Es war wieder einmal eine Zeit, in der nichts rund lief und ich entsprechend genervt und verzweifelt war. Außer meiner Figur, die trotz Metabolic Balance nicht den gewünschten Vorstellungen entsprach. Um jetzt einen Aufschrei aus diesen Kreisen zu vermeiden: »Ja, ja«, die Methode ist toll und »nein, nein«, ich habe mich nicht 100 % daran gehalten, sondern immer wieder gesündigt. So, das wäre also auch geklärt. Meine bereits mehrfach erwähnte Gioia (ital: Freude!) ging durch die Hundepubertät und mutierte in deren Verlauf von der Freude zum Sargnagel. (Wenn jemand weiß, was *das* auf Italienisch heißt, bitte melden.) Die Dame, die seit Jahren das schwere Los auf sich genommen hat, bei mir zu putzen, war für längere Zeit verreist, und außerdem hatte ich Grippe. Eine leichte Form, aber für mich schwerwiegend genug, um in tiefen Weltschmerz zu verfallen. Mitten in diesen Turbulenzen wachte ich eines Morgens auf und sofort kreisten die gewohnten Gedanken in meinem Kopf: Warum ist das kleine Monster so schlimm, wieso bin ich nicht dünn? Muss Frau Bogumilija so lange wegbleiben? Was, wenn sich zu den Halsschmerzen in der Folge noch andere Symptome dazugesellen? Vielleicht würde etwas in der Dramatik noch nie Dagewesenes passieren ...

Und dann, mitten im tiefen Unglücklichsein, hatte ich es eines Tages plötzlich satt. Ich wollte mich meinen immergleichen Grübeleien nicht mehr hingeben. Es *musste* einfach eine Möglichkeit geben, sie abzustellen. Ich war seinerzeit 49 Jahre alt. Wollte ich tatsächlich den Rest meines Lebens damit verbringen, bei relativen Kleinigkeiten vollkommen die Nerven zu verlieren? War es wirklich nötig, wegen solcher Vorkommnisse aus meinem Körper eine Baustelle zu machen? In mir wuchs eine wilde Entschlossenheit, keine Sekunde mehr mit der Konzentration auf Unliebsames zu vergeuden. Ich fand eine Art Mantra, das ich seither immer dann anwende, wenn Negativitätsgefahr im Verzug ist: »49, 49, 49, 49, 49.« Das heißt übersetzt: »Diese Situation ist es nicht wert, dass du auch nur einen missvergnügten Gedanken daran verschwendest. Und schon gar keine derartigen Gefühle. Dafür hast du keine Zeit. Es gibt so viel anderes zu denken, zu fühlen und zu tun. Stopp. Aus. Fertig. 49, 49, 49 ...« Ich sage Ihnen, das wirkt Wunder. Ich komme auf eine völlig andere Gedankenspur, Psyche und Körper entspannen sich, und immer häufiger muss ich einfach lachen. »49« wurde zu meinem Zauberwort.

Bestimmen Sie *Ihr* Zauberwort. Das kann »Jesus«, »Buddha«, »Pfannkuchen« oder »Tannenbaum« sein. Wählen Sie einen Begriff, der Sie sofort daran erinnert, was wichtig ist und was nicht. Natürlich kann es nicht schaden, etwas Lustiges oder Genießerisches auszusuchen. Dann wissen Sie auch gleich, was statt Frust, Tränen und Opferdenken angesagt ist.

Diese Methode soll jedoch *nicht* dazu dienen, ernsthafte Schwierigkeiten zu bagatellisieren, schönzufärben oder zu verdrängen. Nehmen Sie in diesem Falle jede Art von Magendrücken, Rückenschmerzen oder psychischem Unwohlsein als Aufforderung, etwas Grundlegendes an Ihrer Lebenssituation zu verändern. Das kann alle Bereich betreffen: Selbstliebe, Partnerschaft, Sexualität, Beruf, Umgang mit anderen, Gesundheit, Finanzen, Wohnsituation, ... Ihr Zauberwort kann ein wichtiges Werkzeug werden, um gewohnheitsmäßig eingeschliffenes negatives Denken zu entsorgen. Viel Erfolg beim Finden und Anwenden!

Liebe macht die Wangen rot – nicht die Augen

Beziehungen können die Quelle großen Glücks, aber auch großen Unglücks sein. Nicht umsonst sagen Menschen oft zu ihrem Partner: »Du machst mich krank!« Stellen Sie sich also die Frage: Erhöht meine Liebe die Glücksgefühle oder eher den Taschentuchverbrauch? Damit kein Missverständnis aufkommt: Andere Menschen können uns nicht glücklich machen, denn dafür sind wir selbst zuständig. Aber ihre Gegenwart trägt dazu bei, ob unser Herz lacht oder weint. Es lohnt sich also sehr, sich in Bezug auf die Partnerwahl oder die Gestaltung einer Beziehung ein paar Gedanken zu machen.

Was ist Ihnen wirklich wichtig, was weniger und wo können Sie Kompromisse machen? Natürlich gibt es überall Krisen und auch Probleme. Aber unter dem Strich ist Liebe etwas, das die *Freude* vermehrt. Vermehrt sich das Leid, ist es keine Liebe, sondern ungesunde Verstrickung, Abhängigkeit, Nicht-loslassen-Können.

Grundlegende Bausteine für eine gute Beziehung sind: Miteinander reden können, Verlässlichkeit, Offenheit, Toleranz, Humor, ein ähnliches Weltbild, Tierliebe (bei mir!), Treue (außer Sie sind Verfechter von offenen Beziehungen), die Fähigkeit, über sich selbst lachen zu können, Unrecht zuzugeben und Bedürfnisse auch einmal hintenanzustellen (aber nicht immer!), Geduld, Einfühlungsvermögen, ...

Ich liebe Aphorismen, weil sie oft in kurzen, prägnanten Worten genau das ausdrücken, worum es geht. Im Folgenden also eine kleine Auswahl von ewig gültigen Weisheiten:

»Am glücklichsten wird die Beziehung von zwei Glücklichen.«

Sie haben bisher viel für Ihr Glück getan und der andere auch. Nun tritt der Fall ein, dass Sie einander begegnen. Und das ist einfach schön! Denn keiner will gerettet werden oder verlangt vom Partner, dass er die alten Wunden heilt. Machen Sie sich selbst glücklich! Es gibt nichts, was Sie einer erfüllten Beziehung näher bringt.

»Alles, was wir von einem Partner brauchen, ist, dass er ›Ja‹ zu uns sagt und nicht ›Ja, aber‹.«
Alles klar?
Und wie ist das mit Ihnen selbst?

»Was wirklich zu dir gehört, das kannst du nicht verlieren. Und was nicht (mehr) zu dir gehört, kannst du auf Dauer nicht festhalten.«
Wenn Sie diese Weisheit beherzigen, haben Sie einen Riesenschritt in Richtung Gesundheit getan.

»Man sollte nie um etwas kämpfen, das nur als Geschenk wirklichen Wert hat.«
Liebe *ist* ein Geschenk. Niemand kann sie erzeugen oder festhalten. Unterlassen Sie es also, sich bis zum Bandscheibenvorfall anzustrengen, nur um die Liebe von einer Person X zu erlangen. Es funktioniert ohnedies nicht.
Es wird der Erhaltung Ihrer Gesundheit oder der Heilung sehr zuträglich sein, wenn Sie diese Wahrheiten beherzigen. Ihre Wangen leuchten dann in einem sanften Rot. Und die Taschentücher kommen nur noch bei Schnupfen, Allergien und traurigen Anlässen zum Einsatz.

Der Tod ist kein Versagen

Was denken Sie über den Tod? Bedeutet er absolute Einsamkeit, die Trennung von allem, was Ihnen lieb ist, den Aufenthalt in Himmel oder Hölle oder einfach das große Unbekannte, vor dem Sie sich fürchten? Glauben Sie den Jenseitsvorstellungen Ihrer Religion, nach denen Sie entweder bestraft, belohnt oder für immer glückselig sein werden? Bedeutet der Gedanke, tot zu sein, Friede und das Ende eines ewigen Kampfes? Oder betrachten Sie das Sterben als Niederlage?

Ich habe mit einigen Patienten gesprochen, die das Ende ihres Lebens als das letzte große Versagen sahen. Es war schon ein Zeichen ihres Unvermögens, dass sie überhaupt krank geworden waren. Dann hatten sie es nicht geschafft, die Krankheit zu besiegen. Wenn sie nun auch noch sterben würden, wäre das die komplette Bankrotterklärung. Das eindeutige Zeichen dafür, dass sie nichts wert waren, minderwertig, unfähig.

Leider hatte ich auch mit Ärzten zu tun, die das ähnlich sahen. Für sie war der Kranke ab dem Moment nicht mehr existent, an dem sich abzeichnete, dass er bald sterben würde. Eine sehr nette Dame, die mit ihrem behandelnden Arzt bisher ein sehr gutes Verhältnis gehabt hatte, fragte mich einmal mit traurigen Augen: »Warum hat er gerade jetzt keine Zeit mehr für mich?« Was konnte ich antworten? Ich wusste, dass der Arzt es als sein *und* ihr Versagen ansah, dass sie wahrscheinlich sterben würde. Und dem wollte er im wahrsten Sinn des Wortes nicht ins Gesicht sehen. So eilte er mit wehendem Mantel an ihrem Krankenzimmer vorbei und war »zu beschäftigt«, um sich an ihr Bett zu setzen. Ärzte sollten in ihrer Ausbildung auf den Umgang mit Menschen in ihren letzten Tagen vorbereitet werden. Es geht schließlich nicht nur um eine optimale medizinische Versorgung, sondern auch um Zuwendung und Wärme. Ich kann sehr gut verstehen, dass nicht jeder in der gefühlsmäßigen Lage ist, einen Sterbenden zu begleiten. Aber von einem behandelnden Arzt kann man das erwarten.

Der Tod ist kein Versagen. Wenn Sie sterben, gehen Sie nach Hause, weil Sie für diesmal Ihre Sache erledigt haben. Eines der besten Bücher, die ich zum Thema Sterben gelesen habe, ist »Zuhause in Gott« von Neale D. Walsch.

Wie Sie den Tod betrachten, hat großen Einfluss auf Ihr Leben. Ich habe festgestellt, dass ich in den Phasen die allergrößte Todesangst hatte, in denen ich durch viele Beeinträchtigungen mein Leben als nicht voll gelebt betrachtete. Die Vorstellung, zu sterben, bevor ich nicht alles erlebt hatte, was ich erleben könnte, war unerträglich. Auf der Suche nach einer Lösung las ich viele Bücher, diskutierte mit gescheiten Leuten und besuchte diverse Seminare. Aber die größte Lektion erhielt ich von einer Krebspatientin, die ich als Psychologin betreute. Sie erzählte von einem kurzen Bad im See, dem kleinen Spaziergang im Wald. Sie wusste, dass es möglich war, dass sie bald starb, aber sie genoss es trotzdem, am Leben zu sein.

Diese Frau hatte das »Geheimnis« entdeckt: Wir alle sind jetzt noch da und werden einmal nicht mehr da sein. Das ist eine Tatsache und wir haben bewusst keinen Einfluss darauf. Aber wir können bestimmen, wie wir die Zeit bis dahin gestalten. Ich kann mich entscheiden, ob ich jammere und klage, was ich alles *nicht* habe, oder mich darüber freuen, was es trotz vieler Herausforderungen in meinem Leben Gutes und Schönes gibt. *Ich kann mich dafür entscheiden, jedem Augenblick Wert zu geben* – auch wenn die Dinge nicht rund laufen. Und ich kann mein Weltbild daraufhin überprüfen, ob das, was ich glaube, stärkt, tröstet und Kraft gibt.

Niemand weiß genau, was ihn beim und nach dem Sterben erwartet. Ich habe mit Menschen gesprochen, die klinisch tot waren und nach ihrer »Rückkehr« von Tunnelerlebnissen, außerkörperlichen Erfahrungen und der Begegnung mit einem

»wunderbaren Licht« berichteten. Darüber habe ich ausführlich in meinem Buch »Lerne dich selbst zu lieben, dann liebt dich das Leben« berichtet. Solche Erlebnisse sind zwar Hinweise auf ein Leben nach dem Tod (an das ich ganz fest glaube!), aber keine Beweise. Wir werden mit der absoluten Gewissheit also warten müssen, bis es für uns so weit ist.

Eines Tages werden Sie »sterben«. Und wie Sie sich zu dieser Tatsache stellen, macht einen großen Unterschied für die Art, wie Sie Ihr Leben leben. Deshalb ist das Sich-Auseinandersetzen mit dem Tod so wichtig und kann – wenn Sie es zu einem für Sie richtigen Zeitpunkt und in einer für Sie passenden Weise tun – eine stark angstlösende Wirkung haben. Tatsächlich ist das »Schlimmste«, das uns passieren kann, dass wir sterben. Aber ist es nicht vielleicht möglich, dass sterben nicht entsetzliches Grauen bedeutet, sondern vielleicht sogar schön und unendlich befreiend ist? Viele Weisheitslehren und auch die Rückkehrer von Nahtod-Erfahrungen berichten uns von Erlebnissen, die diese Aussage bestätigen.

Wenn das also tatsächlich so ist – und niemand kann das Gegenteil beweisen –, wovor haben wir dann überhaupt noch Angst?

Wenn Sie den »großen« Tod als Geschenk sehen können, sind Sie dazu auch bei den »kleinen Toden« wie Verlusten und Niederlagen in der Lage. Wenn Sie hingegen die Verlustereignisse Ihres Lebens – auch den Tod – als Tragödie betrachten, werden Sie daraus nichts als ewigen Kummer beziehen. Und Sie haben Angst zu leben und Angst zu sterben. Wenn Sie aber keine Angst mehr vor dem »großen Tod« haben, so Gott bei Neale D. Walsch, dann fürchten Sie sich vor gar nichts mehr.

Verstehen Sie nun besser, warum es so wichtig ist, dass Sie Ihrer persönlichen Haltung dem Tod gegenüber nachgehen?

Es kann Ihnen helfen zu erkennen, dass Ihnen im Endeffekt nichts passieren kann. Denn selbst wenn »das Schlimmste« geschieht, geschieht nicht wirklich etwas. Ihr wahres Wesen wird davon nicht berührt, weil es unzerstörbar und ewig ist. Irgendwann werden Sie beschließen, sich hier und in dieser Form zu verabschieden. Aber Sterben ist ein Voranschreiten, niemals ein Versagen. Wir gehen durch eine Türe und dort warten so viele, die uns willkommen heißen. Ich freue mich darauf, meinen Vater wiederzusehen. Und alle meine Hunde, die über die Wiesen des Jenseits toben – vollkommen gesund und fröhlich.

Es lohnt sich also, sich immer wieder an folgenden Gedanken zu erinnern: Warum sollte ich mir bis zu meinem Tod das Leben schwermachen? Ich entscheide mich ab sofort für Freude, Spaß und Leichtigkeit.

Hier noch eine wunderschöne, ermutigende Geschichte von einem Mann, der den Tod »besiegte«:

Marc Erlacher, 41, EDV-IBM Software Consultant, Neumarkt am Wallersee, Österreich:

»Ich habe keine Angst mehr vor dem Tod.«

»Die letzte Zeit war hart für mich gewesen. Wir hatten ein Haus gekauft, der Beruf forderte mich sehr, und in meiner Ehe kriselte es. Ich war ständig unter Stress, fühlte mich angespannt und unwohl. An diesem 9. Juni im Jahre 2008 war ich von der Arbeit gekommen und beschloss, noch im Garten zu arbeiten. Ich hantierte mit meiner Schaufel und sprach mit der Nachbarin. Später erzählte man mir, dass ich die Schaufel plötzlich fallen ließ und einfach umfiel. Um halb neun Uhr abends brachte mich der Notarzthubschrauber in die Neurologische Klinik nach Salzburg. Die Ärzte stellten eine vernichtende Diagnose: Blutung im Gehirn aufgrund eines Aneurismas. Oder anders ausgedrückt: Die linke Hauptschlagader in meinem Kopf war geplatzt. Es galt als Wunder, dass ich überhaupt noch am Leben war. Die meisten Menschen sterben sofort, andere kurz darauf. Ein geringer Teil fällt ins Koma, aus dem sie nicht mehr erwachen. Und wenn doch, dann mit schweren geistigen und körperlichen Schäden.

Ich lag also im Koma. Aber das Außergewöhnliche war, dass ich trotzdem ›bei Bewusstsein‹ war. Einerseits plagten mich wirre Träume von Kirchenfenstern, Bäumen und der Zahl 69, dann wiederum gab ich mir den Befehl: »Wach auf!« Aber das ging nicht. Ich sollte dringend operiert werden, aber da ich zwischen Leben und Tod schwebte, zögerten die Ärzte. Schließlich operierten sie mich doch.

In der schlimmsten Phase meines Komas bekam ich ganz deutlich mit, dass ich zwei Mal beinahe starb – einmal durch eine schwere Lungenkomplikation, dann bei einem kompletten Nieren- und Leberausfall. Das erste Mal spürte ich genau, dass ich mich jetzt nur fallen lassen müsste und alles wäre vorbei. Aber ich dachte: ›Nein. Mir passiert das nicht!!‹ Und ich fühlte, wie ich ›zurückkam‹. Das nächste Mal sah ich auf mich herunter und merkte, wie der Körper den Geist sozusagen aufgab. Interessanterweise hatte ich überhaupt keine Angst, sondern war nur wütend. Ich kann mich klar erinnern, dass ich dachte: ›Ich sterbe nicht! Nicht hier, nicht jetzt!‹ Ich sah meine drei Kinder und meine Familie vor mir und konnte fühlen, wie sehr ich sie liebte. Und wieder kam ich zurück.

Als ich nach langer Zeit dann schließlich doch aufwachte,

sah ich die Beatmungsgeräte, verschiedene Kabel und andere Maschinen. Dann begann ich mit einem Systemcheck: »Kann ich meine Finger bewegen, die Füße? Rieche ich etwas?«

Wollen Sie wissen, was weiter geschah? Ich wurde wieder vollkommen gesund. Gegen jede Prognose und Erfahrung der medizinischen Wissenschaft. Die ersten Monate waren hart, weil ich an Depressionen litt. Solange ich im Koma lag, hatte ich nur gekämpft und mich geweigert, Gefühle zuzulassen. Und davor hatte ich immer noch große Furcht. Was würde geschehen, wenn dieser Damm brach? Ich war auch vorher schon eher Denker und Wissenschaftler gewesen, als Gefühlsmensch. Andererseits hatte mich die Esoterik immer interessiert, und ich hatte sogar eine Reiki-Ausbildung gemacht. Viele Menschen hatten mir schon früher vermittelt, dass ich eine außergewöhnliche energetische Ausstrahlung habe.

Nun hatte ich eine zweite Chance bekommen und war entschlossen, sie zu nutzen. Nach den anfänglichen Turbulenzen begann ich also mein bisheriges Leben zu hinterfragen: Wer war ich wirklich und wie wollte ich mein weiteres Dasein gestalten? War ich bereit, dem Stress zu gestatten, meine Tage zu bestimmen? Was musste ich verändern, um wirklich zu leben? Das ist natürlich ein Prozess, der noch lange nicht beendet ist. Aber ich habe zum Beispiel meinen Traum vom Saxophonspielen verwirklicht.

Ab 7. 1. 2009 war ich – nach nur einem halben Jahr – wieder voll einsatzfähig. Ich leide heute an keinerlei Beeinträchtigungen und bin auch in Besitz meines Führerscheins. Am wichtigsten war für mich die folgende Erkenntnis: ›ICH KANN WILLENTLICH BEEINFLUSSEN, OB ICH STERBE ODER NICHT.‹ Ich habe es selbst erlebt und dadurch ist das Vertrauen in meine Kräfte noch gewachsen.

Wenn wir uns im Leben schon bewusst wären, welche Macht

wir durch den Geist über unseren Körper ausüben, könnten wir nicht nur oft den Tod besiegen, sondern auch viele Krankheiten, die durch fehlende Selbstliebe und Wertschätzung entstehen. Und noch etwas: Fürchten Sie sich nicht vor dem Sterben. Es tut überhaupt nicht weh. Hurra, I'm back to life!«

Leben Sie mit einem Lächeln!

Als ich diese Aufforderung zum ersten Mal hörte, dachte ich: »Wie bitte? *Was* soll ich?!« Schon das bloße Ansinnen erschien mir angesichts meiner zahlreichen Schwierigkeiten ungeheuerlich. Gesundheitlich ging es mir schlecht, der berufliche Erfolg ließ auf sich warten und meine finanzielle Lage war, vorsichtig formuliert, angespannt.

Und eines schönen Tages reichte es. Ich hatte genug. Also ließ ich mir die Sache mit dem Lächeln noch einmal durch den Kopf gehen. Ich hatte gelesen, dass es schon hilft, wenn man den Mund einfach nur in die entsprechende Richtung verzieht. Ich versuchte es und musste tatsächlich lachen. Als meine Not wieder einmal groß war, nahm ich meine Mundwinkel zwischen die Finger und zog sie in die Höhe. Sogar das funktionierte. Als Nächstes schnitt ich eine Seite aus einem Magazin aus, auf der als Werbeslogan stand: »Lebe mit einem Lächeln.« Ich fertigte einige Kopien an und befestigte die Blätter an gut sichtbaren Stellen in meiner Wohnung. Jedes Mal, wenn mein Blick darauf fiel, lächelte ich wirklich. Oder ich verzog das Gesicht zu einer Grimasse, die zumindest so ähnlich aussah. Bitte versuchen Sie das einmal. Es geht fast nicht, ohne dass sich die Bauchmuskulatur zum Lachen zusammenzieht.

Ich will Sie nicht auffordern, Ihre Probleme ausschließlich wegzulachen. Natürlich müssen in vielen Fällen Lösungen gefunden werden. Aber ich begann zu hinterfragen, ob es tatsächlich nötig ist, auf die Turbulenzen des Lebens immer wieder mit einer psychischen und körperlichen Tragödie zu reagieren. Und mit fortschreitender Erfahrung in Sachen praktischer Glücksforschung konnte ich diese fast schon automatische Reaktion immer öfter durchbrechen. Heute bin ich so weit, dass ich schon bei der ersten Einschätzung der Vorkommnisse sehr sorgsam bin. Was ist wirklich eine Tragödie, welche Ereignisse sind zugegebenermaßen unangenehm, welche ein wenig, und was ist schlicht nicht einmal einen erhöhten Pulsschlag wert? Außerdem haben meine individuellen Forschungen in Sachen Glück auch dazu geführt, dass ich eigentlich nichts mehr als wirklich aussichtslos ansehe. Jede Situation enthält die Chance, entweder eine neue, förderlichere Einstellung zu entwickeln, mich selbst und andere liebevoller zu behandeln oder zu mehr innerem Frieden zu finden.

Heilung ist meist dort zu finden, wo vorher Turbulenzen herrschten. Wenn Sie die richtigen Schlüsse daraus ziehen, wird gerade die größte Herausforderung zu einer Perle der Weisheit. Ist Ihnen das nicht auch schon aufgefallen? Natürlich ist es in einer Krise wichtig, alle Gefühle zuzulassen und sich nicht in die Verdrängung zu lächeln. Seien Sie also ruhig wütend, traurig, ängstlich, perspektivlos. Fühlen Sie sich ohnmächtig, als Opfer oder Versager. Aber bitte nicht zu lange. Das tut Ihnen nicht gut und nervt die anderen. Beherzigen Sie lieber das »So lächle ich mich ins Glück«-Programm:

- *Entspannen Sie sich.* Gehen Sie die Dinge ruhiger an. Das hilft Ihnen dabei, die beste Lösung für Ihr Problem zu finden.

- *Lassen Sie los.* Sie haben viel mehr Gelegenheit zu lächeln, wenn Sie das Loslassen als grundsätzliche Haltung dem Leben gegenüber entwickeln. Tun Sie das Ihnen Mögliche und dann lehnen Sie sich zurück. Hat krampfhaftes Kontrollieren Sie schon jemals irgendwohin gebracht?

- *Danken Sie.* Auch wenn Ihr Leben der reinste Kriegsschauplatz sein sollte – es gibt auch darin etwas, wofür Sie dankbar sein können. Schreiben Sie jeden Abend zwei oder drei Dinge auf, die am jeweiligen Tag positiv waren. Oder meinetwegen auch nur eines, wenn es wirklich gerade hart hergeht. Sie werden sehen, wie schnell diese Gewohnheit ein Lächeln hervorzaubert.

- *Haben Sie Vertrauen.* Sie leben in einer größeren Ordnung, auch wenn Sie im Moment oder schon länger Zeit nur Chaos wahrnehmen. Vertrauen Sie darauf: Es geschieht immer das, was Ihnen zu Ihrem nächsten Wachstumsschritt verhilft. Und zwar genau das.

- *Wählen Sie die Liebe.* In jeder Situation gibt es eine Entscheidung für die Liebe und eine dagegen. Ich meine nicht die romantische Liebe, sondern dieses warme, sanfte Gefühl für sich selbst. Wie immer Ihre Kindheit war und wie Ihre aktuelle Lebenssituation auch beschaffen sein mag: Gehen Sie liebevoll mit sich um.

- *Gestalten Sie den jetzigen Augenblick so schön wie möglich.* Auch wenn Ihre Gedanken immer wieder in die Vergangenheit oder Zukunft schweifen: Das Leben findet immer jetzt statt. *Jetzt!* Gestern ist vorbei und morgen kommt nie. Denn jeder Morgen ist schon wieder ein Jetzt. Gibt es etwas, das Sie sofort tun können, damit es Ihnen besser geht? Dann tun Sie es – jetzt.

- *Genießen Sie.* Jawohl, tun Sie das. Und lassen Sie keine Gelegenheit dazu aus: Essen, Trinken, warme Luft, kühle Luft, ein kuscheliges Kissen, die schöne Aussicht, den Menschen an Ihrer Seite, das beruhigende Licht der Nachttischlampe, das weiche Fell Ihres Haustiers, die Tatsache, dass Sie trotz allem am Leben sind.

Und dann lächeln Sie.

Wer oder was heilt bei ungewöhnlichen Heilungen?

Naturgemäß gibt es auf diese Frage keine eindeutige Antwort. Der einzige rote Faden, den ich bei meinen Recherchen gefunden habe, sind die schon oft angesprochenen Überzeugungen. Aber nicht einmal diese halten jeder Überprüfung stand. Denn manchmal fanden Menschen erst zu einem »Glauben«, nachdem sie geheilt worden waren. Natürlich können dennoch unbewusste Programme wirksam geworden sein.

Welche Kraft wirkt also, wenn eine Krankheit spontan verschwindet, sich dramatisch bessert oder langsam zurückbildet?

Ich möchte vorausschicken, dass ich trotz intensiver Beschäftigung mit dem Thema nicht mit Sicherheit sagen kann, was da geschieht. Aber das kann auch sonst niemand. Es gibt keine letzte Autorität auf diesem Gebiet, auch wenn vielleicht manche Ärzte oder die Kirche sich als solche verstehen. Sie sind also herzlich eingeladen, sich auch Ihre eigenen Gedanken dazu zu machen.

Aufgrund dessen, was ich von den geheilten Menschen selbst, der Quantenphysik und den alten Weisheitslehren erfahren habe, sind alle Heilungen meines Erachtens im Endeffekt Selbstheilungen. Zur Erinnerung: Die Quantenphysik lehrt, dass alle Möglichkeiten, die eine Situation grundsätzlich bietet, als Wahrscheinlichkeiten nebeneinander liegen. Das tun sie so lange, bis sich der Geist für eine bestimmte Variante entscheidet. Konkret bedeutet das: Ich leide an der Krankheit x. Nun existiert aber im »Meer der Möglichkeiten« auch eine Sabine, die vollkommen gesund ist. Es geht jetzt darum, diese Dame »in die Realität« zu befördern. Wir haben gehört, dass wir die unzähligen Quantenvarianten immer vor dem Hintergrund unserer Überzeugungen »wahrnehmen«. Und »wahrnehmen« oder »beobachten« heißt *wählen*. Wenn es mir gelingt, diese völlig gesunde Sabine aus ihrem Quantenmeer ins Diesseits zu holen, dann muss es eine Überzeugung in mir geben, die das für möglich hält.

Auch das Konzept der Quantenheilung passt in diese Vorstellung hinein. Quantenheilung heißt in »Kontakt kommen mit unserer wahren Heimat«. Das ist natürlich nur eine Metapher, denn wir sind immer daheim. »In Kontakt kommen« heißt einfach, dass wir uns daran erinnern. Und dieses Sich-Erinnern des Geistes hat natürlich Auswirkungen auf den Körper. In der Ewigkeit gibt es nur Gesundheit, Freude und Eierkuchen. Und auch wenn dieser »Kontakt« nur Sekunden dauert, fallen unter Umständen unsere ganzen bisherigen Gedankengebäude in sich zusammen. Dadurch ordnet sich unser System neu und »Wunder« können geschehen.

Die Zwei-Punkte-Methode hilft uns in erster Linie dabei, das dauernd aktive Denken zu unterbrechen. Und ohne dieses ständige innere Geschnatter tritt unser wahres Wesen in den Vordergrund. Dort ist immer alles in Ordnung, dort sind wir immer heil. Dieser Zustand von Ordnung kann dann leichter die Regie übernehmen – mit möglicherweise spektakulären Ergebnissen.

Wie lassen sich Gott und die Quantenwelt eigentlich unter einen Hut bringen? Ganz einfach: Gott hat sie erfunden. So etwas Raffiniertes kann schließlich nur er erschaffen.

Was geschieht nun, wenn Menschen an bestimmten Orten oder über bestimmte Persönlichkeiten geheilt werden? Auch hier sind meiner Meinung nach Überzeugungen am Werk. So ist zum Beispiel allen Fällen gemeinsam, dass an einem Ort, durch eine Person oder mit einer Methode bereits positive Erfahrungswerte vorlagen. Sowohl in Lourdes als auch in Medjugorje wurden immer wieder Kranke gesund. Bruno Gröning und Pater Pio konnten jeweils eine ganze Reihe von Heilungen verzeichnen. Auf den Internet-Seiten von Rolf Drevermann und Leonhard Hochenegg samt Söhnen finden sich ebenfalls zahlreiche Berichte von spektakulären Heilungsverläufen. Clemens Kuby hat sich selbst geheilt und dann daraus eine Methode zur Selbstheilung entwickelt, die ebenfalls schon vielen Menschen geholfen hat. Und bei Georg Rieder kann jeder selbst überprüfen, ob der Mann tatsächlich in den Körper hineinsieht. Hinzu kommt der Glaube an die Gottesmutter Maria, an die direkte Verbindung mancher Heiler zu Gott oder das eigene Heilungsvermögen.

Warum wird der eine geheilt und ein anderer nicht? Auch hier kann nur spekuliert werden. Vielleicht reicht die Kraft der Überzeugung nicht aus, Gesundheit zu erschaffen oder in die Wirklichkeit zu befördern. Möglicherweise hat die Seele anders entschieden.

Natürlich ist es auch möglich, dass bei all diesen Heilungen Gott sich uns in seiner ganzen Herrlichkeit zeigt. Wer bin ich, dass ich nicht auch das für möglich halten könnte? Ich bin nur ganz sicher, dass es sich dabei nicht um den Gott irgendeiner Konfession oder Religionsgemeinschaft handelt, sondern um den Gott aller Menschen. Dieser Gott liebt uns, unabhängig davon, ob wir an ihn glauben oder nicht.

Ich halte nämlich so viel von diesem Gott, dass ich sicher bin, dass er unsere bedingungslose Anbetung nicht nötig hat. Er braucht auch keine sonntäglichen Kirchenbesuche, womit ich wiederum nichts gegen den Kirchengang sagen möchte. Aber ich kann meine Verbindung zu Gott immer und überall spüren. Und ich kann schon gar nicht glauben, dass er nur über diverse Religionsgemeinschaften mit uns kommuniziert. Oder solche »bestraft«, die ihren Weg mit ihm lieber außerhalb von solchen Gemeinschaften gehen. Ich gebe zu, dass ich auch nicht glaube, dass wir jemanden wie Maria bitten müssen, für uns Fürsprache zu halten. Wir können einfach bei ihm anklopfen und hineingehen – er ist immer für uns da. Außerdem habe ich die ganze Geschichte mit der unbefleckten Empfängnis und der eigenartigen Tatsache, dass Jesus Gottes Sohn ist, Josef dann aber als Vater herhalten muss, der wiederum nicht der biologische Vater ist, nie kapiert. Ist ja auch schwierig, oder?

Ich möchte aber niemanden verletzen, der Maria bittet, bei Gott für ihn zu intervenieren. Jeder Glaube hat seine Berechtigung. Fragen Sie sich nur, ob er Ihnen Kraft gibt und hilft, das Leben besser zu bewältigen. Wenn Ihr Glaube eher dazu beiträgt, dass Sie mehr Angst haben oder sich klein fühlen, sollten Sie ihn überdenken. Gott ist groß und er will, dass Sie das auch sind. Von dieser Überzeugung lasse ich mich nicht abbringen.

Ein paar Worte zum Schluss

Es war sehr schön, diesen Weg mit Ihnen zusammen zu gehen, und ich hoffe, dass Sie viele Impulse für Ihre persönliche Heilung gefunden haben. Lassen Sie sich vom Leid – wie immer es aussieht – bitte nicht entmutigen. Machen Sie sich bewusst, dass Sie immer aus einem »Meer von Möglichkeiten« auswählen. Dabei können Sie auf die größtmögliche Weisheit zugreifen, die Ihnen zur Verfügung steht.

Erwarten Sie Heilung, aber fixieren Sie sich nicht darauf. Sie kommt dann, wenn sie kommen soll. Das kann sofort, ein wenig später oder zu einem Zeitpunkt X sein. Aber was Sie bis dahin denken, fühlen und tun, beeinflusst Ihre Lebensqualität in unglaublichem Ausmaß.

Die Schritte, die wir miteinander gegangen sind, sind erst der Anfang des spannenden Abenteuers Leben. Und ich freue mich, wenn Sie nach der Lektüre dieses Buches die Begriffe »möglich« und »unmöglich« neu definieren können. Dann ist *Ihr* Wunder nicht mehr weit, sondern klopft schon an die Tür.

Herzlich
Sabine Standenat

PS: Bitte nehmen Sie mit mir Kontakt auf, wenn Sie eine ungewöhnliche Heilung erlebt haben oder mir einfach etwas mitteilen möchten:
info@standenat.at
www.standenat.at

Anhang

Ungewöhnliche Heilungen:
Was Ärzte dazu meinen

Ich hatte Gelegenheit, mit einigen Ärzten verschiedener Fachrichtungen zu sprechen, die sich erfreulicherweise schon Gedanken zu diesem Thema gemacht haben. Uns allen wünsche ich Mediziner, die wirkliche Gefährten auf dem Weg zur Heilung sind – kompetent, mit offenen Ohren und einem warmen Herzen.

Prim. Dr. Marcus Franz, Ärztlicher Direktor des Hartmann-spitals in Wien, Vorstand der Internen Abteilung:
»Das Unerklärliche ist durchaus nichts Ungewöhnliches.«

Was geschieht Ihrer Meinung nach, wenn es zu einem unge-wöhnlichen Heilungsverlauf kommt?
Die Mechanismen sind zumindest aus schulmedizinischer Sicht völlig ungeklärt. Wir wissen zwar, dass Spontanheilungen geschehen, aber nicht, warum. Was da genau passiert, weiß niemand – es gibt nur Vermutungen. Leider sind solche Heilungen auch ein Stiefkind der medizinischen Forschung, weil wir zu wenig Daten und auch zu wenig Geldmittel haben. Auf jeden Fall ist eine Spontanheilung sicher nicht durch irgendeinen einfachen Vorgang im Körper zu erklären.

Sie hängt auch nicht unbedingt von der Persönlichkeit des Erkrankten ab. Aber sicherlich ist eine positive Grundeinstellung der Betroffenen hilfreich. Das bedeutet allerdings nicht, sogenannte »negative« Gefühle und Gedanken nur zu verdrängen. Sie können nämlich wichtige Botschaften enthalten, die dann zu nötigen Veränderungen im Leben führen.

Haben Sie selbst Erfahrungen mit ungewöhnlichen Heilungsverläufen gemacht?
Ja. An der onkologischen Abteilung des Krankenhaus Hietzing in Wien habe ich einige Patienten erlebt, die einen schulmedizinisch nicht erklärbaren Verlauf ihrer Tumorerkrankung hatten. Zwei sind mir besonders in Erinnerung geblieben: Bei einem circa 50-jährigen Mann, der wegen eines akuten Asthmaanfalls aufgenommen wurde, sahen wir auf dem Röntgenbild in der Lunge einen Tumor, der bereits fünf Jahre zuvor als bösartig nachgewiesen worden war. Und nun stellten wir mit größtem Erstaunen fest, dass er sich weder in der Größe noch in der Form verändert hatte. Das ist in höchstem Maße ungewöhnlich! Der Mann hatte damals jede Behandlung abgelehnt und verweigerte auch jetzt eine onkologische Therapie.

Dann gab es noch einen älteren Herrn mit Dickdarmkrebs, der die Operation trotz großer Gefahr eines Darmverschlusses ablehnte und auf eigenen Wunsch nach Hause ging. Viele Monate später traf ich den Mann gut gelaunt im Kranken hauspark. Auf meine Frage, wie es ihm gehe, sagte er: »Ich lebe und der Krebs muss halt auch leben.« Er war zu diesem Zeitpunkt nicht als Patient im Krankenhaus, sondern als Besucher!

Leider gehen solche »Fälle« im Routinebetrieb vollständig unter. Oder die Spur dieser Patienten verliert sich, denn sie kommen ja auch zu keiner Nachkontrolle. Und bis jetzt gibt es auch kein Register, in dem Spontanheilungen erfasst werden.

Warum erlebt ein Mensch eine Heilung und der andere nicht?
Bei den diesbezüglich spärlichen Forschungsergebnissen zeigt sich kein »Muster«, nach denen Spontanheilungen ablaufen. Tatsache ist: Wir wissen einfach nicht, warum der eine gesund wird und der andere nicht. Es ist aber wichtig, auch einmal auf folgenden Zusammenhang hinzuweisen: Durch die üblichen Krebstherapien werden manche Heilungen regelrecht verhindert. Sehr viele Chemotherapeutika enthalten nach wie vor schwerste Zellgifte, die den Körper nachhaltig schädigen und so unter Umständen eine Gesundung erschweren. Das ist durchaus vorstellbar und wird in Fachkreisen auch immer wieder diskutiert.

Wir Ärzte verwenden diese Medikamente, weil wir nichts anderes zur Verfügung haben. Und *keine* Therapie anzuwenden ist in der onkologischen Schulmedizin nur in weit fortgeschrittenen Stadien der Erkrankung manchmal angezeigt. Jeder Kranke klammert sich verständlicherweise an die vorhandenen Behandlungsmöglichkeiten. Und da wäre das Angebot, nichts zu tun und nur auf eine eventuelle Spontanheilung zu warten, für die meisten wahrscheinlich eine eher erschreckende Aussicht.

Die hier geäußerte Kritik an der Chemotherapie gilt auch nicht in jedem Falle. Bei bestimmten Bluterkrankungen gibt es sehr wohl hochwirksame Medikamente. Und auch in den Frühstadien anderer Krebsformen kann Chemotherapie definitiv helfen.

Welche Rolle spielt die Macht des Geistes bei einer Heilung?
Meditation, Visualisieren, bestimmte Überzeugungen und der feste Wille, gesund zu werden, sind zweifellos Maßnahmen, die positiv auf den Heilungsverlauf wirken können. Auf jeden Fall steigern sie in den meisten Fällen das Wohlbefinden. Ich habe allerdings auch schon erlebt, dass ein vollkommenes »Wegdenken« der Krankheit hilfreich sein kann.

Welche Rolle spielt die »göttliche Kraft«?
Wenn man sich selbst nur als Ansammlung von Zellen betrachtet, ist das traurig und frustrierend. Die Überzeugung, dass diese »göttliche Kraft« existiert, kann ein unschätzbares Energiepotenzial darstellen. So ist ein gläubiger Mensch wahrscheinlich besser in der Lage, in seiner Krankheit eine Aufgabe zu erkennen, die es zu bewältigen oder durchzustehen gilt. Ohne diesen Glauben ist Krankheit nur ein Defekt in zellulären Abläufen oder ein Schaden in der Maschine Mensch. Das wahre Wesen des Menschen ist Seele. Dies sollte bei allen therapeutischen Überlegungen nicht ausgeblendet werden. Der »liebe Gott« und die von ihm ausgehende Kraft spielen meiner Meinung nach die zentrale Rolle bei jeder Heilungsgeschichte.

Kann ein Mensch sich selbst heilen?
Wenn die – leider noch großenteils unbekannten und wahrscheinlich nie wirklich erforschbaren – Voraussetzungen stimmen, kann jeder sich selbst heilen. Ärzte, Naturheiler oder Heiler sind ja nur Hilfsmittel auf dem Weg. Heilung kommt von innen. Das ist ein alter Spruch, der nach wie vor gilt.

Warum verschließt sich die Schulmedizin der Vorstellung ei-
ner »Heilung auf geistigem Weg«?
Für die Schulmedizin zählt nur das Messbare und Nachweis-
bare. Und weil die Seele biologisch noch nicht nachgewiesen
werden konnte, kommt sie daher auch nicht vor. In diesem
Dilemma steckt die gesamte Schulmedizin seit 200 Jahren. Es
wäre auf jeden Fall extrem wünschenswert, endlich eine For-
schungsstelle einzurichten, die sich mit dem Phänomen »Ungewöhnliche Heilungen« beschäftigt und diese auch gut dokumentiert.

Ist es zulässig, die Erkenntnisse der Quantenphysik auf die
Möglichkeiten unserer Lebensgestaltung anzuwenden?
Ja, unbedingt.

Die Quantenphysik sagt, dass viele mögliche Realitäten »ne-
beneinander« existieren, bis der menschliche Geist durch
Konzentration eine davon wählt. Wir können also tatsächlich
eine andere Wirklichkeit für unser Leben »ins Leben rufen«?
Ja, genauso ist es. Die Kraft des Geistes ist unermesslich. Im
medizinischen Bereich kann man das sehr gut am sogenannten Placeboeffekt sehen. Wenn man als Arzt einem Kranken
versichert, dass ein bestimmtes Medikament ihm helfen wird,
kann mit Zuckerpastillen der gleiche Effekt erreicht werden.
Der Patient ist fest davon überzeugt, dass er eine Substanz zu
sich nimmt, die seine Schmerzen beseitigt. Und zahlreiche
Untersuchungen haben ergeben, dass dieser Glaube dann
Wirklichkeit erzeugt.
Die Ergebnisse solcher Forschungen sind sensationell, weil
sie die ungeheure Macht des Geistes beweisen. Nichts anderes sagt die Quantenphysik.

Warum gelingt es trotzdem manchen Menschen nicht, sich selbst zu heilen?

Ich würde in solch einem Fall immer nach dem berühmten »Krankheitsgewinn« suchen: Gibt es Vorteile, die ein Mensch – bewusst oder unbewusst – doch aus seiner Krankheit zieht und die er noch nicht aufgeben kann? Es kann auch sein, dass eine Selbstheilung nicht in das Weltbild des Patienten passt. Er muss es also zunächst für möglich halten, dass er sich heilen kann.

Es ist auch wichtig zu spüren: »Wer darf mir helfen?« Ich möchte in dem Zusammenhang darauf hinweisen, *wie* wichtig Worte, Gesten und Mimik eines Arztes für den Heilungsweg eines Patienten sind. Worte sind Energie, und Ärzte sollten sich viel öfter fragen, welche Art von Energie sie vermitteln. Jede entmutigende Äußerung, bedenkliches Kopfschütteln oder entnervt verdrehte Augen sind strikt zu vermeiden. Sie nehmen dem Menschen Kraft, Hoffnung und auch den Mut, ihren Selbstheilungsprozess in die Hand zu nehmen.

Den Patienten ist zu raten: Suchen Sie so lange, bis Sie einen ärztlichen Begleiter gefunden haben, bei dem alles passt. Informieren Sie sich auch über die grundlegenden »Richtungen« wie Schulmedizin und Komplementärmedizin. Wenn Sie bestimmte Maßnahmen ablehnen, ist es sehr unwahrscheinlich, dass sie Ihnen helfen werden. Nutzen Sie also auch hier die Kraft Ihres Geistes.

Wie könnte eine Medizin aussehen, die die Erkenntnisse der Quantenphysik berücksichtigt?

Wenn man die Quantenphysik in die Medizin übersetzt, sind nach diesen Vorstellungen also auch Krankheiten oder körperliche Veränderungen zunächst einmal Störungen oder Veränderungen der zugrundeliegenden energetischen Verhältnisse. Das sollte bei der Wahl der Therapie berücksichtigt werden.

Zellen werden immer wieder neu gebildet – der ganze Körper entsteht sozusagen immer wieder. Wenn ich nun meine Überzeugungen ändere, ist es dann möglich, dass gesunde Zellen »nachwachsen«?

Hinsichtlich der Krankheitsbeeinflussung durch »Überzeugungsänderung« gibt es viele Kontroversen. In der Medizin wird seit jeher darüber diskutiert, ob man durch Willensprozesse krankhafte biologische Zustände heilen oder zum Stillstand bringen kann. Als gesichert gilt, dass es Spontanheilungen gibt, welche die Schulmedizin nicht erklären kann. Einige dieser Heilungen werden auf die mentale Stärke der Erkrankten zurückgeführt, andere bleiben unerklärlich und lassen daher viel Raum für Interpretationen aller Art.

Morbus Sudeck, der in Medjugorje binnen Sekunden verschwindet; Darmkrebs, der sich in den Wassern von Lourdes auflöst – was geschieht da?

Wir wissen, dass sich auch schwerste Erkrankungen plötzlich und ohne ersichtliche Ursache zurückbilden können. Man kann daraus keine schulmedizinischen Instrumente oder Rezepte ableiten, um anderen Erkrankten Hilfe zu bieten. Man kann nur lapidar feststellen, dass es so etwas gibt. Mit quantenphysikalischen Theorien sind die angesprochenen Heilungen jedenfalls ein Stück weit besser zu erklären als mit anderen naturwissenschaftlichen Ideen. Und natürlich gibt es immer auch die Möglichkeit von »Wundern«, egal, wie man dazu stehen mag. Eines ist nämlich sicher: Niemand hat je bewiesen, dass es Wunder *nicht* gibt.

In einer chinesischen Klinik haben drei Heiler einen Tumor binnen drei Minuten zum Verschwinden gebracht, indem sie sich für eine »andere Wirklichkeit« entschieden haben. Ist das angewandte Quantenphysik, ein Wunder, göttliches Eingreifen?

Paranormale und paramedizinische Interventionen von Heilern zeigen immer wieder Erfolge, die mit den herkömmlichen Erklärungsmustern der Medizin nicht in Einklang zu bringen sind. Jedoch muss man bei allen Berichten über solche Heilungen vorsichtig sein, denn der Grat zwischen echter Spontanheilung und Scharlatanerie ist ziemlich schmal.

Pater Pio und Bruno Gröning sind seit Jahrzehnten tot. Trotzdem finden immer noch Heilungen statt, die im Falle Gröning auch sehr gut ärztlich dokumentiert sind. Heilung aus dem Totenreich? Die Macht des Glaubens und der Überzeugung? Oder was geschieht da?

Glauben und Religiosität können zweifellos dazu beitragen, eine Krankheit positiv zu beeinflussen. Ebenso können Überzeugung und mentale Stärke helfen, die Gesundheit zurückzuerlangen. Was aber wirklich geschieht, wenn eine dokumentierte und echte Spontanheilung auftritt, liegt jenseits der bekannten und gängigen Analysemethoden.

Was geschieht bei Stigmatisierten, die die Wundmale Christi tragen?

Die katholische Kirche ist immer sehr vorsichtig, was Berichte über die Träger der Wundmale Christi angeht. Oft haben die Stigmata nichts mit überirdischen Einwirkungen zu tun, sondern sind einfach Selbstverletzungen, die beim Publikum ehrfürchtige Reaktionen hervorrufen sollen.

Medizinisch erklärbar sind die Stigmata – sofern sie nicht

durch den Träger selbst zugefügt wurden – einerseits durch psychosomatische Wechselwirkungen; andererseits gab und gibt es aber auch Untersuchungen an Stigmatisierten, die definitiv keine Ursache für deren manchmal über Jahrzehnte blutende Wunden zutage brachten. Das Unerklärliche ist also auch hier durchaus nichts Ungewöhnliches.

Professor Dr. Dr. h.c. Raimund Jakesz, Leiter der Chirurgie im Allgemeinen Krankenhaus der Stadt Wien:
»Für mich sind das göttliche Gnadenakte.«

Wie weit reicht die Macht der Seele?
Der Körper ist Spiegel der Seele, also Ausdruck dafür, wie und wer wir sind. Wenn ein Teil des Körpers krank wird, zeigt uns dieser Spiegel, wo Heilungsbedarf besteht. Wir haben den freien Willen, der sich aus einem bewussten und einem unbewussten Teil (der Seele) zusammensetzt. Beide Teile wählen die Erfahrungen aus, die sie machen möchten. Dazu gehört auch Krankheit. Somit ist jeder Einzelne der Schöpfer seines Schicksals. Es ist aber sehr wichtig, eine Erkrankung nicht als Strafe, Beweis von Schuld oder Sühne zu sehen. Wir sollten vielmehr die Botschaft verstehen, die sie uns sendet.

Sie behandeln Frauen, die an Brustkrebs erkrankt sind. Die Medizin lehnt den Begriff der »Krebspersönlichkeit« ab. Was ist nun hier die »Botschaft der Krankheit«?
Den Begriff »Krebspersönlichkeit« gibt es nicht, aber es sind bei Betroffenen doch bestimmte Muster zu erkennen. Das betrifft auf der psychischen Ebene Themen wie Trauer, Enttäuschung, Selbstliebe, Partnerschaft, die Mutter und auch die Art und Weise, wie Weiblichkeit gelebt wird.

Was soll ein Mensch – neben einer geeigneten medizinischen Behandlung – machen, wenn er krank geworden ist?

Er sollte sich fragen, warum er – natürlich häufig unbewusst – diesen Weg gewählt hat, um dann bestimmte Einstellungen oder Lebensumstände zu korrigieren. Der Patient kann, soll und muss in das Heilungsgeschehen eingreifen, um sich selbst besser zu verstehen und zu erfühlen. Dann geht es natürlich darum, dieses neue Wissen auch umzusetzen. Außerdem soll sich ein kranker Mensch zu 100 Prozent auf das Gesundwerden konzentrieren und alles andere dem unterordnen.

Was machen Sie, wenn Sie selbst krank sind?

Ich versuche das psychische Thema zu verstehen, das dahintersteht. Ich versetze mich in das erkrankte Organ hinein und frage: Was ist die Botschaft? Was soll ich erkennen? Ich würde auch die Möglichkeiten der Schulmedizin ausschöpfen und einen Tumor entfernen lassen. Aber wirkliche Heilung ist die Herzensöffnung. Die Heilung des Körpers ist ein Weg dorthin.

Warum werden manche Menschen nicht gesund?

Ihre Seele hat sich anders entschieden. Es kann auch sein, dass das Engel sind, die als Menschen inkarnieren, um zu zeigen, dass Krankheit nicht in Verzweiflung enden muss. Damit erzeugen sie in anderen Kranken Vertrauen. Manche Menschen werden auch krank, um ihre Familien etwas zu lehren.

Manche Menschen heilen sich selbst. Wie kann man diese berühmten Selbstheilungskräfte aktivieren?

Ich bin überzeugt davon, dass es darum geht, die Ursachen

für die Erkrankung oder den Unfall zu finden, dann aus alten Mustern auszusteigen und eine »neue Welt« in sich zu errichten. Und glauben Sie fest daran, dass Sie gesund werden können, auch wenn Ihnen gesagt wurde, dass Sie nun chronisch krank sind. Es heißt ja »Dein Glaube hat dir geholfen«, und ich denke, dass in allen beschriebenen Fällen genau diese bedingungslose Überzeugung ausschlaggebend war. Ich bin ganz sicher, dass es eine Antwort auf die Frage »Wie geschieht Heilung?« gibt, aber im Moment ist sie immer noch ein Geheimnis.

Wer oder was heilt im Zusammenhang mit Wallfahrtsorten oder im Umfeld bestimmter Persönlichkeiten wie Pater Pio oder Bruno Gröning?
Unser Verstand ist wohl nicht in der Lage, diese Vorgänge wirklich zu begreifen. Für mich sind das göttliche Gnadenakte, denen sich ein Mensch öffnen muss. Das bedeutet auch, dass er in der Lage ist, krank machende Denkmuster loszulassen und zu sagen: »Ich fange neu an.« Grundsätzlich ist sowohl der Ausbruch einer Erkrankung als auch ihre Heilung ein individueller Prozess, der sich aus vielen Faktoren zusammensetzt.

Warum erscheint an Wallfahrtsorten fast immer die Gottesmutter Maria?
Ich glaube, dass damit gewissermaßen ein Ausgleich dafür geschaffen wird, dass der männliche Aspekt so lange im Vordergrund stand. Die Weiblichkeit wurde nicht gewürdigt. Daher tritt nun Maria als Vertreterin des mütterlichen Prinzips in Erscheinung.

Sie sind Universitätsprofessor und ein international aner-

kannter Experte. *Was ist Ihr größter Wunsch im medizinischen Bereich?*
Ich möchte verstehen, wie Heilung geschieht.

*Oberarzt. Dr. Johannes Mikl, Kardiologe im
Krankenhaus Hietzing in Wien: »›Etwas‹ in uns
geht mit ›etwas‹ von außen in Resonanz.«*

*Sie waren einer der ganz frühen Besucher von Medjugorje.
Was hat Sie derart fasziniert, dass Sie die lange Anreise ins
damals kommunistische Jugoslawien in Kauf nahmen?*
Das erste Buch über die Erscheinungen war kurz vorher erschienen und einer meiner Freunde kam zutiefst ergriffen von einer Fahrt dorthin zurück. Von Kindheit an hatte ich eine starke Beziehung zur Muttergottes. Auch als Jugendlicher interessierte ich mich mehr für Religion und Philosophie als für Diskotheken und Mädchen.
Dieser Ort hat eine eigene Anziehungskraft, die sich mir wohl schon damals auch über die große Entfernung mitgeteilt hat. So reiste ich bereits 1983 als Student mit einigen Kollegen nach Medjugorje. Diese Faszination ist bis heute geblieben. Wenn ich auf den Kreuzberg gehe, kann ich regenerieren, abladen und aufladen – ich finde wieder zu meiner Mitte.

*Sie waren auch dabei, als sich Erscheinungen ereigneten.
Was haben Sie dabei empfunden?*
Es gab noch kaum Pilger, und so durften wir bei den Erscheinungen in der Sakristei dabei sein. Oft gingen wir auch mit den beiden Seherkindern Jelena und Marijana auf den Kreuzberg, um dort zu singen und zu beten. Vor dem Kreuz erschienen den beiden Kindern Maria und Jesus. Welch über-

wältigender Augenblick! Da stand ich, ein Medizinstudent aus Wien, und durfte ehrfürchtig Zeuge von etwas so Großem sein. Ich selbst konnte zwar nichts sehen, aber die Atmosphäre war von einer Sekunde auf die andere seltsam verändert. Als gebürtiger Kärntner Slowene war ich bald mit der Sprache vertraut und konnte die übermittelten Botschaften meinen Freunden übersetzen.

Sie haben spirituelle »Umwege« gemacht, bevor Sie zu Ihren katholischen Wurzeln zurückgekehrt sind. Welche Erfahrungen haben Sie dabei gemacht?
Ich habe mich intensiv mit anderen Religionen auseinandergesetzt. Schon als ganz junger Mann lernte ich Yoga von einem Jesuiten und setzte meine Studien später bei einer beeindruckenden Lehrerin fort. Sie war es auch, die mit einem Satz die Rückkehr zum katholischen Glauben möglich machte: »Es gibt keinen Richter, es gibt nur das Licht.« Damit hat sie die schreckliche Last der Begriffe »Schuld« und »Sünde« in meiner Seele durch ein positives Bild ersetzt und mich mit meinem Glauben versöhnt.

Ich habe auch Nepal und Indien bereist. Tibetische und indische Meister haben mich tief berührt. Zutiefst beeindruckend war die Begegnung mit Sathya Sai Baba. Ich durfte persönliche Gespräche mit ihm führen, in deren Verlauf er aus seiner bloßen Hand nicht nur ein warmes Essen für mich materialisierte, sondern auch ein Armband und heilige Asche.

Die gelegentlichen Wunder, die ich dort sah, waren jedoch unbedeutend im Vergleich mit den Hausaufgaben, die er mir mitgab: Spirituelle Entwicklung der Persönlichkeit und den Auftrag: »Du musst Liebe entwickeln, Mitgefühl!«

Welche Bedeutung hatten die Erfahrungen in Medjugorje für Ihr späteres Leben?

Ich bin nicht scheinheilig, sondern lebe alle Aspekte als Ehemann, Vater und Mensch. Dabei bin ich keinesfalls immer perfekt. Dennoch bestimmt die Religion im positiven Sinne mein Leben. Ich bete jeden Morgen, jeden Abend, vor jedem Herzkathetereingriff und gemeinsam mit meiner Assistentin vor jedem Praxisbeginn. Ich empfinde mich als hochspezialisiertes Werkzeug, durch das Gott wirkt.

Ich glaube an Gott, Maria, Engelwesen und dass wir von ihnen beschützt und geleitet werden.

Sie sind Arzt und wissenschaftlich ausgebildet. Glauben Sie, dass die Gottesmutter den Sehern tatsächlich erschienen ist und noch immer erscheint?

Ja. Die Seher wurden von unzähligen Spezialisten auf ihren geistigen und körperlichen Gesundheitszustand untersucht, und niemand konnte dabei eine Neigung zu Halluzinationen feststellen.

Aber ein Beweis ist das natürlich noch nicht. In der Bibel heißt es »An ihren Früchten werdet ihr sie erkennen«, und die Früchte von Medjugorje sind gewaltig: Viele Menschen haben zum Glauben (zurück-)gefunden, manche haben beschlossen, einen geistlichen Weg zu gehen, unterstützende Gebetsgruppen sind entstanden und unzählige medizinisch nicht erklärbare Heilungen haben stattgefunden.

Was geschieht Ihrer Meinung nach bei den Heilungen in Medjugorje?

Wir alle tragen Selbstheilungskräfte in uns, die aktivierbar sind – von innen und von »außen«. So beweisen seriöse Studien, dass Menschen, für die gebetet wird, schneller gesund werden. Viele dieser Kranken sind nicht bei Bewusstsein, also muss dabei ein »Mechanismus« wirken, der »von außen« kommt. Das ist für mich die Gnade Gottes. Wir können Wunder wirken, da wir Kinder Gottes sind und damit göttliche Anteile in uns tragen. Ich sehe das so, dass bei unerklärlichen Heilungen »etwas« in uns mit »etwas« von außen in Resonanz geht.

Warum wird der eine geheilt und ein anderer nicht?
Darauf habe ich nur eine Antwort: Ich weiß es nicht.

Was möchten Sie als Arzt – mit dem Hintergrund Medjugorje – bewirken?
In nahezu jeder Botschaft von Maria kommen die Worte Liebe und Friede vor. Im Umgang mit Patienten sind mir Liebe, Güte, Einfühlungsvermögen und Zuwendung sehr wichtig. Ich erkläre auch jüngeren Kollegen, wie bedeutsam die Wortwahl gegenüber Kranken ist. Eine gedankenlose Formulierung kann größtes Leid hervorrufen. Oft sitze ich am Bett Sterbender, halte ihre Hand oder streichle sie. Ich weiß einfach, dass es nach dem Tod weitergeht, und versuche das auch zu vermitteln.
Ich verstehe meine Tätigkeit auch seelsorgerisch als Lebenshilfe, um vielleicht gerade über die Erkrankung eine Änderung zum Positiven möglich zu machen.

Kontakte

Rolf Drevermann:
www.drevermann.de

Bruno Gröning:
www.bruno-groening.org

Institut für Naturheilverfahren Dr. Hochenegg:
www.hochenegg.com

Hubert Jünger:
www.juenger-shp-begleiter.de

Clemens Kuby:
»Europäische Akademie für Selbstheilungsprozesse«
info@shp-akademie.eu
www.shp-akademie.eu

Pater Dr. Clemens Pilar:
Eine Kassette mit seiner Heilungsgeschichte ist über den Orden der Kalasantiner erhältlich: Tel. ++43/(0)1/893 43 12

Pater Pio:
www.pater-pio.de

Georg Rieder:
www.georgrieder.com

Margit Satyana:
www.quanten-matrix-transformation.com

Buchtipps

Richard Bartlett: Matrix Energetics, VAK Verlag 2010

Ders.: Die Physik der Wunder, VAK Verlag 2010

Joseph E. H. Bordes: Lourdes – Bernadette auf Schritt und Tritt, MSM Verlag 1991

Gregg Braden: Im Einklang mit der göttlichen Matrix, Koha Verlag 2007

Ders.: Der Realitäts-Code, Koha Verlag 2008

Deepak Chopra: Das Tor zum vollkommenen Glück, Mens-Sana bei Knaur 2006

Dawson Church: Die neue Medizin des Bewusstseins, VAK Verlag 2008

Mary Craig: Das Geheimnis um die Madonna von Medjugorje, Styria Verlag 1990

Thomas Eich: »Ich will nur helfen und heilen« – das Leben Bruno Grönings, Grete Häusler Verlag 2006

Monika Hauf: Marien-Erscheinungen – Hintergründe eines Phänomens, Patmos Verlag 2006

M. E. Heim/R. Schwarz: Spontanremissionen in der Onkologie, Schattauer Verlag 1998

Leonhard Hochenegg: Das Wunder der Heilung, Ludwig Verlag 1998

Irmgard Jehle: Bernadette und das Wunder von Lourdes, Verlag Herder 2007

Mathias Kamp: Bruno Gröning – Revolution in der Medizin, Grete Häusler Verlag 2006

Frank Kinslow: Quantenheilung, VAK Verlag 2009

Ders.: Quantenheilung erleben, VAK Verlag 2010

Bruce H. Lipton: Intelligente Zellen, Koha Verlag 2007

Marijan Ljubic/Jakov Marin: Königin des Friedens in Medjugorje, Hermagoras Verlag 1990

Ingrid Malzahn: Pater Pio von Pietrelcina, Edition Christliche Mystik 2008

Thomas Müller: Medjugorje, Diplomarbeit an der Philosophisch-theologischen Hochschule Vallendar, Gebetsaktion Medjugorje 2006

Klaus-Dieter Plasch: Das heilende Feld, O. W. Barth Verlag 2009

Sabine Standenat: Lerne, dich selbst zu lieben, dann liebt dich das Leben, MensSana bei Knaur 2008

Dies.: So werde ich eine glückliche Frau, Kneipp-Verlag 2006

Dies.: So lerne ich meine Ängste zu besiegen, Kneipp-Verlag 2008

Eckhart Tolle: Jetzt! Die Kraft der Gegenwart, Kamphausen Verlag 2001

Fiorella Turolli: Fra' Elia von den Aposteln Gottes – das Mysterium des Lichts, Edition Christliche Mystik 2005

Neale D. Walsch: Erschaffe dich neu, Goldmann Verlag 2003

Ders.: Zuhause in Gott, Goldmann Verlag 2006

Ders.: Gespräche mit Gott, Band 1–3, Goldmann Verlag 2009

Peter Zimmermann: Gnadengeschenke, Parvis Verlag 1995

SABINE STANDENAT

Lerne, dich selbst zu lieben, dann liebt dich das Leben

Liebe dich selbst!

Sabine Standenat zeigt, wie Frauen ihr Leben zum Besseren hin verändern können, indem sie anfangen, ihre Bedürfnisse ernst zu nehmen, vernünftige Grenzen zu setzen und sich liebevoll selbst zu umsorgen. Ein lebensnaher Wegweiser durch den Dschungel verwirrender Gefühle, persönlicher Krisen und spiritueller Irrwege, der negative Gedankenmuster aufdeckt, Tipps für den Akutfall gibt und zugleich dabei hilft, unliebsame Gewohnheiten abzuschütteln.

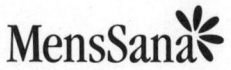

DENISE LINN

Die eigenen Wurzeln finden

Vergangenheit heilen
und die Zukunft positiv gestalten

Der Schlüssel zur Persönlichkeit liegt in unserer Herkunft.
Eigenschaften und Überzeugungen werden häufig von einer
Generation an die nächste weitergereicht, ohne dass die Fa-
milienmitglieder sich darüber im Klaren sind. Indem man
sich mit seiner familiären Vergangenheit bewusst aussöhnt,
wird man unbeschwerter und ebnet so zugleich auch den
Weg für seine eigenen Nachkommen.
Denise Linn zeigt, wie man seine Wurzeln finden und sein
Leben so individueller gestalten kann. Denn: Wer nach sei-
nen Ahnen forscht, findet dabei zu sich selbst.
Mit vielen praktischen Anregungen, Tipps und Meditationen.

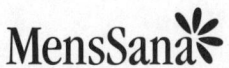

MensSana